浙江省中医药研究院中医文献信息研究所 \ 编写

实用中医药防治疫病

主　审　盛增秀　朱建平
主　编　柴可群　黄飞华　江凌圳

U0308423

中国中医药出版社
·北　京·

图书在版编目（CIP）数据

实用中医药防治疫病读本 / 柴可群，黄飞华，江凌圳主编 . —北京：中国中医药出版社，2020.6
ISBN 978 – 7 – 5132 – 6185 – 2

Ⅰ . ①实… Ⅱ . ①柴… ②黄… ③江… Ⅲ . ①传染病－中医治疗法 Ⅳ . ① R259.1

中国版本图书馆 CIP 数据核字（2020）第 057794 号

中国中医药出版社出版
北京经济技术开发区科创十三街 31 号院二区 8 号楼
邮政编码 100176
传真 010-64405750
山东润声印务有限公司印刷
各地新华书店经销

开本 880×1230 1/32 印张 5.25 字数 95 千字
2020 年 6 月第 1 版 2020 年 6 月第 1 次印刷
书号 ISBN 978 – 7 – 5132 – 6185 – 2

定价 29.00 元
网址 www.cptcm.com

社 长 热 线 010-64405720
购 书 热 线 010-89535836
维 权 打 假 010-64405753

微信服务号 zgzyycbs
微商城网址 https://kdt.im/LIdUGr
官方微博 http://e.weibo.com/cptcm
天猫旗舰店网址 https://zgzyycbs.tmall.com

如有印装质量问题请与本社出版部联系（010-64405510）

编委会

编写单位介绍

浙江省中医药研究院中医文献信息研究所为国家中医药管理局"中医文献学"重点学科所在单位，长期从事中医文献整理研究工作，先后承担了各级课题50余项，编著出版专著100余部，计3000余万字，多次获省部级和厅局级科技成果奖，在全国享有较高的知名度。历经多年的学科建设，逐步形成了以中医古籍整理、温病学理论与文献研究、浙江省历代名医著述及学术经验整理研究为主的特色和优势。

温病学说发祥于江南地区，在其传承发展的历程中，历代医家不断完善与丰富了温病学说的理论与诊疗体系，为防治温病瘟疫做出了不可磨灭的贡献。有鉴于此，中医文献信息研究所始终着力于温病文献的整理研究，先后出版了《<温疫论>评注》《温病名著精华》《近代中医珍本集·温病分册》《温病研究》《温病贯珠集》《温病学派四大家研究》《中医湿热病证治》《病毒性疾病中医验方选粹》《中医治疫名论名方名案》《温病学派四大家——学术精华、诊治经验》《温病学说传承与创新——浙江温病学家经

验集萃》《常见病症古代名家医案选评丛书——瘟疫医案专
辑》《古代名家湿热病证医案选评》等大量温病研究专著，
为当今学习和研究温病学说提供珍贵详实的文献资料，有
力地促进了温病学说的传播。中医文献信息研究所还承担
了多项温病学文献研究课题，多次获省部级科技成果奖，
在国内影响深远，优势明显。

前 言

　　2019年12月，湖北省武汉市疾控中心监测发现不明原因肺炎病例，随后，我国其他地区及境外也相继发现了此类病例。2020年1月23日，国家卫生健康委办公厅、国家中医药管理局办公室发布了《新型冠状病毒感染的肺炎诊疗方案》（试行第三版），明确指出本病属于中医疫病范畴，病因为感受疫戾之气，提出了中医治疗的方案。《方案》截至本书收稿之时，已更新至试行第七版。各地的卫生健康委员会及中医药管理局也相继发布了各地的《中医药防治方案》。2020年2月7日，国家卫生健康委办公厅、国家中医药管理局办公室发布了关于推荐在中西医结合救治新型冠状病毒感染的肺炎中使用"清肺排毒汤"的通知，越来越多的患者在第一时间接受中医药救治，而且强调各地可根据病情、当地气候特点以及不同体质等情况，参照推荐的方案进行辨证论治，正符合了中医药学因时、因地、因人制宜的基本原则。

　　特别值得一提的是，中医药学千百年发展历程中不仅诞生了大量的中医药防治疫病的方药，还留存着许多适合普通大众家庭防疫的措施和方法。有鉴于此，我们特编写本书，一方面让大众感受传统中医药文化的博大精深，另一方面意在疫情防控期间为大众提供实用可操作的居家防疫方法。全书分四章：第一章概述，主要介绍中医药抗疫的历史和历代名医对疫病防治的贡献；第二章养正预防，主要介绍中医养生防疫的原则和主要方法；第三章辟秽抗疫，重点介绍中医药常用辟疫治疫的措施和方法；第四章疫后康复，介绍瘥后防复和疫后康复各种方法，并附八段锦和古本易筋经十二势导引法的操作。旨在通过本书传达中医药"防治并重"的理念，充分发挥中医药的"三个作用"——在治未病中的主导作用，在重大疾病治疗中的协同作用，在疾病康复中的核心作用。

为了方便读者参考，我们对书中的中药外用方、食疗和药膳方按现代标准进行了计量转换。书中内服的古代名方，主要是选用了新冠疫情中国家卫生健康委员会、国家中医药管理局和各地中医药诊疗方案中的推荐处方，根据古方的出处，保留原方计量，现代临床应用计量可参考药典，要特别强调的是，普通大众必须在专业医生的指导下辨证使用，不可盲目自行服药。另外，文中所参考的现代文献资料，均已注明出处，谨向有关作者表示衷心的感谢！附录供参考的八段锦和古本易筋经十二势导引法，也向整理者表示衷心的感谢！

　　本书为浙江省中医药研究院中医文献信息研究所全所工作人员共同整理编写，得到浙江省科技厅应急攻关项目"中医药治疗新型冠状病毒感染肺炎临床研究"的支持，旨在及时为大众提供简便验廉的家庭防疫方法，但限于我们的水平，书中不足之处敬请同道批评指正。

　　本书简要本《扶正祛邪　抗击疫病——家庭中医药防疫读本》网络版已由中国中医药出版社于2020年2月发布，免费使用。

编者

2020年3月

目 录

第一章 概　述

"疫"，东汉许慎《说文解字》言："疫，民皆疾也。"意为同一时期大量人员同时患病，称为疫病，或称瘟疫。《辞源》释"瘟"："疫病，人或牲畜家禽所生的急性传染病。"进而解释"瘟疫"为"急性传染病的总称"。本书所论疫病即同此，专指急性传染病，而非四时温病。中医对疫病的认识古已有之，成书于两千多年前的我国现存第一部医学经典《黄帝内经》中明确记载了疫病的传染性、流行性和危害性，并提出了完整的疫病防治思想。历代疫病由于病因、病机、病性和临床表现的不同，而有温热疫、寒疫、湿热疫、暑热疫、杂疫等之分，具体病种又有大头瘟、烂喉痧、白喉、疫疸、疫痢、麻疹、痘疮，等等。

纵观数千年的中国历史，中华民族屡受疫病之害，从公元3至6世纪东汉末年及三国时期，到南宋、元代及明前期、明后期至清代都曾出现疫病流行的高峰，特别是东汉末年，大疫接踵而至。曹植在《说疫气》中谈到建安二十二年的大疫："疠气流行，家家有僵尸之痛，室室有号泣之哀。或阖门而殪，或覆族而丧。"历史上暴发的疫病使中华民族付出了惨重的代价，然而面对疫病，我们的祖先从未被吓倒，而是众志成城，树立起必胜的信心，开展了前赴后继的抗疫救灾活动，不断总结着行之有效的抗疫之法。尽管中国古代官府没有十分健全的防疫政策和制度，但是对于病患看护、尸体处理及流通环节中的消毒隔离等方面，已有较好的防控意识和方法。《汉书》有载"民疾疫者，舍空邸第，为置医药"，即不晚于汉代，在瘟疫流行时，政府已有利用民间空闲的住宅，集中收治病人的行为。①②

《中国疫病史鉴》记载，自西汉以来的两千多年里，中国先后发生过321次疫病流行，由于中医药的有效预防和治疗，在有限的地域和时间内控制住了疫情的蔓延。中国历史上从来没有出现过像西班牙大流感、欧洲黑死病、全球鼠疫那样一次瘟疫就造成数千万人死亡的悲剧。③也正是频发的疫病，使历代医家获得了对疾病的新认知，提出治疗不同疫病的新理论、新治法。譬如天花是古代常见的一种传染病，古代没有疫苗，但中医却在"以毒攻毒"理念指导下最先发明出了预防天花的人痘接种术。从宋代开始，就有通过人痘接种预防天花的记载，即将患过天花的病人的疱浆挑取出来，阴干后吹到健康人鼻孔中，接种上

---

① 邓铁涛.中国疫病史 [M].南宁：广西科学技术出版社，2006.
② 张剑光.中国抗疫简史 [M].北京：新华出版社，2020.
③ 中国中医研究院.中医药防治非典型肺炎（SARS）研究（一）：中国疫病史鉴 [M].梁峻，等.执笔.北京：中医古籍出版社，2003.

天花后就不再感染。[1]这种方法最早起源于何时尚无定论，但到明代隆庆年间已有人痘接种术的明确记载。之后人痘接种术西传，并启发英国医生琴纳，发明牛痘接种术。清代牛痘接种术传入中国。明清时期已有以种痘为业的专职痘医，并有了几十种痘科专著。清代政府还设立了种痘局，可称是世界上最早的专门防疫机构。

中医温病瘟疫学说也正是经历了无数次大大小小的疫灾，又通过张仲景、刘完素、吴又可、杨栗山、余师愚、叶天士、吴鞠通、薛生白、戴天章、王孟英等历代医家对理论的不断创新与完善，从而形成了独特的温病瘟疫理论体系和诊治方法。

东汉末年，张仲景（约150—219年）经历了整个家族因感染瘟疫，二百多人死亡三分之二的悲剧，于是发奋"勤求古训，博采众方"，写成《伤寒杂病论》，成为中医的传世经典之作，留下了麻黄汤、桂枝汤、麻杏石甘汤、白虎汤、大小承气汤、小柴胡汤等一大批经典名方，直至今日，这些方剂还在抗疫一线发挥着重要的救治作用。

东晋时期，江苏句容人葛洪（284—364年）因见瘟疫流行，百姓疾苦，于是从浩繁的古籍中挑出价廉、易得、可备的单验方，编成了《肘后备急方》以供百姓应急使用。"肘后"之意，就是方便携带的意思。葛洪在《肘后备急方·治瘴气疫病温毒诸方》中，列举了数首"辟瘟疫""辟

---

[1] 傅维利.中华优秀传统文化：第2卷[M].沈阳：辽宁师范大学出版社，2016.

天行疫病"的方剂，如辟温疫药干散、老君神明白散、度瘴散、辟温病散等，可以说是最早冠有方名的防治疫病专方。大家比较熟悉的诺贝尔奖得主屠呦呦教授用青蒿提取青蒿素治疗传染病疟疾的灵感，正是源自《肘后备急方》中鲜青蒿绞汁服治疟的记载。书中记载了很多以少许药物纳鼻中防治疫病的方法，今天看来仍然有效；又如以药物制成药囊佩戴于胸前，或挂于门户，或烧烟熏居所的防治疫病的方法，对后世产生了十分深远的影响，至今在相关民俗中仍有延续。《肘后备急方》也继承了"以毒攻毒"的中医防疫特色，除了朱砂、雄黄等有毒的矿物药通过炮制增效减毒，还有用狂犬脑敷治狂犬咬伤的记载，这可以算是最早的"免疫学"思想的体现。

隋代巢元方（约550—? 年）《诸病源候论·疫疠病诸候》对疫病的病因、证候做了较大发挥，认为疫病与时气、温、热等病相类，皆由一岁之内，节气不和，寒暑乘候，或有暴风疾雨，雾露不散，则民多疾疫。病无长少，率皆相似，如有鬼厉之气，故云疫疠病。

唐代孙思邈（581—682年）的《备急千金要方》中有"辟温"一章，认为疫病的发生是一种不可避免的现象，但可以防治，能以道御之，以天地所生之物以防备之，所以书中也记载了许多治疗瘟疫的方剂，对《肘后备急方》的防疫方有所补充。

宋金时期疫病流行，外感热病较多，河北名医刘完素

（1110—1200年）根据北方人的性格、饮食特点，加上疫病流行的趋势，深入探讨了火热病的病因病机，提出辛凉解表大法，以寒凉药剂为主治疗相关疾病，创制双解散、防风通圣散等表里双解剂，疗效显著。

金代河北名医李东垣（1180—1251年）在《东垣试效方》记述了泰和二年（1202年）一次疫病流行，其症状表现为初觉憎寒体重，次传头面肿盛，目不能开，上喘，咽喉不利，舌干口燥，俗云大头天瘟（急性腮腺炎），因为互相传染，亲戚不敢走动，当时的医生不知如何治疗，死伤无算。李东垣创用普济消毒饮治疗，最显著的特色是在苦寒泻火的中药中加了益气升阳的药物，成为扶正祛邪的经典代表方。直至今天仍常用于治疗大头天瘟及其他相似疫病。①

中国的卫生行政组织到了宋代也有了一定的架构，南宋定都临安（今杭州）后，医药卫生行政机构和管理系统方面，制定出一系列严格的医事规章制度及相关法律。具体政治措施主要表现为及时向朝廷上报疫情信息，贯彻朝廷应对疫病的各项政令和措施，提出奖惩官吏的建议，祭祀境内名山河湖，打击巫术和控制谣言等；医学措施主要表现为派遣州县医生诊治，发放药物，公布医方，建立病坊，掩埋尸体等，如南宋绍兴十六年（1146年）临安疫，

---

① 顾植山.疫病钩沉:从运气学说论疾病的发生规律[M].北京:中国医药科技出版社，2015.

政府便诏令："分遣医官循行临安疗病者，于秋乃止。"绍兴二十六年（1156年）夏"行都又疫，高宗出柴胡制药，活者甚众"①，即为夏季传染病高发时期，和剂局制备常用小柴胡汤等成药发给京都民众；经济措施主要表现为划拨钱粮赈济，提供粥食，向朝廷申请度牒和减免租赋，有些地方官甚至还拿出俸钱和衣物等以资救疫，也有官吏和乡贤在参与瘟疫防治的过程中，收集了许多有名的秘方、验方和效方，撰写了大量临床实用医学方书，有效促进了官方正统医学知识的传播。但是官方的卫生行政体系到明清之后逐步萎缩，没有得到很好的发展。

明清时期，大疫频出。据《明史》记载，从永乐六年到崇祯十六年的二百多年间，共发生大瘟疫19次之多，特别是江南一带，连年发生瘟疫流行，使中医温病瘟疫研究进入了快速发展时期，涌现出不少治疗温病和温疫的名医。明代温疫学家吴又可（1582—1652年）于1642年撰成《温疫论》，对瘟疫的病因、病机和治疗等提出了不少新观点、新疗法，留下传世名方达原饮。这是著名的传染病专著，影响深远。

吴又可的《温疫论》问世之后，为不少清代医家所推崇。清代江浙名医辈出，他们通过临床实践，著书立说，对温疫的病机、辨证要点、诊断、治疗方药等进行了阐发和总结，形成了独特的温疫学说体系。江苏名医戴天章

---

① 浙江省卫生志编纂委员会.浙江省卫生志[M].杭州：浙江人民出版社，2019.

（1644—1722年）在《温疫论》基础上，结合自己的临床经验，著成《广温疫论》，对后世温病学派影响颇深。杨栗山（1706—? 年）是清代疫病学派著名医家之一，著有《伤寒温疫条辨》一书，认为温病的病机是"邪热内攻，凡见表证，皆里证郁结，浮越于外也。虽有表证，实无表邪"。他自创了以升降散为总方的15个治疗疫病的方剂。余师愚（1723—1795年）经历了乾隆三十三年（1768年）之疫，编著《疫疹一得》，认为温疫乃感四时不正疠气，是火毒致病，应清热解毒、凉血滋阴，故以重用石膏为主的清瘟败毒饮为治温疫的主方，为疫病的治疗提供了新的思路。山东名医刘奎（1736—1820年）撰《松峰说疫》，把疫病分为"温疫、寒疫、杂疫"三种，发前人所未发。

　　雍正癸丑，疫气流行，抚吴使者嘱叶天士制方救之。叶天士（1667—1746年），名桂，乃江苏温病大家，其以甘露消毒丹、神犀丹等治之，活人无数。叶氏日日忙于诊治病人，无暇亲笔著述，所以本人的著作很少，流传下来的《温热论》《临证指南医案》均是弟子顾景文、华岫云等跟诊学习留下来的笔记。[1]内容简明扼要，颇为实用，叶天士也因此被后世医家奉为"温病四大家"之首。与叶天士同时代的另一位医家薛雪（1681—1770年）同样对温病的治疗有独到见解。两位医家相处的故事很多，传说薛雪因对

---

① 赵凯.高等"十三五"创新教材：中医临床思维与实践能力 [M]. 北京：中国中医药出版社，2018.

一更夫水肿病的诊治不同，与叶氏互有成见，后来分别将其寓所起名为"踏雪斋"和"扫叶庄"，但薛氏每见叶氏处方绝妙之处，亦忍不住加以赞许（《苏州府志》有载）。薛氏所撰的《湿热论》弥补了《温热论》详于温热，略于湿热的不足。吴鞠通（1758—1836年）是继叶天士之后的又一温病大家，《清史稿》称吴鞠通"学本于桂"，吴氏最大的贡献是继承了叶天士的临床经验并进一步加以发挥，吴鞠通所制名方桑菊饮，即出自叶天士《临证指南医案》的治秦某风温案。另外还根据叶天士医案创制出增液汤、沙参麦冬汤、五汁饮等著名方剂。

继叶天士、薛雪、吴鞠通之后，温病四大家之一，浙派中医温病大家王孟英（1808—1868年）于道光十七年（1837年）写成《霍乱论》一书，二十多年后在上海"适霍乱大行"，于是又重订之，名为《随息居重订霍乱论》，创立了适合湿热病中焦证的辛开苦降方，并针对霍乱急症提出了一系列救急措施，留下连朴饮、清暑益气汤等名方。王氏总结叶、薛等前人的温病学说理论和实践经验，并加以发挥，留下了丰富的温病瘟疫著作和众多温病瘟疫医案，对后世影响深远。

北京中医医院刘清泉院长认为，中医发展得最好最昌盛的时期是明清，从吴又可到叶天士再到吴鞠通，都是在讲传染病，中医的六经辨证、卫气营血辨证方法、三焦辨证这些中医发展的里程碑，也都是基于传染病创制的，可以说传染病推动了中医的发展。前人总结的这些宝贵理论和方法对于今天治疗各种急性传染病有重要的指导价值。①

值得注意的是，每一次疫情暴发，伴随而来的还有另一场隐性瘟疫，流言、谣言、迷信以及非科学的内容传播，这些社会性疫病的传播速度更快，感染人群更多，其危害并不见得比生物性疫病弱，甚至有过之而无不及，更易造成社会性恐慌②，所以作为医疗科研人员，正确、科学地传播传统医学和现代医学知识，是我们义不容辞的责任。

---

① 刘清泉 . 中医急诊临床三十年 [M]. 陈腾飞，整理 . 北京：中国中医药出版社，2018.

② 高晞 . 分享全球疫情史 . 澎湃问吧微信公众号 .

第二章　养正预防

《黄帝内经》中有这样一句话："正气存内，邪不可干，避其毒气，天牝从来，复得其往，气出于脑，即不邪干。""天牝"为鼻孔。这是黄帝在向他的中医老师岐伯请教瘟疫的相关事宜，黄帝想知道如何才能不被瘟疫传染，岐伯便以这句话回答黄帝，大意是有的人之所以不被传染，是因为正气存于体内。其实不仅是瘟疫，所有疾病的发生与否都和我们的身体素质有着密切关系。

那么，正气是什么？我们怎样才能增强人体的正气以预防瘟疫等疾病呢？

在中国传统宇宙观中，人与万物一样，会随着天地间的昼夜交替与季节轮转发生规律性变化，中医创造了"气-阴阳-五行"的象数理论框架来对这种规律进行描述并用以指导相关实践行为。在中医理论中，正气是与邪气相对的概念，指人拥有的抵御病邪的能力，类似现代医学中免疫力的概念。早在《黄帝内经》中便已出现了"上工不治已病治未病"的养生防病的观点。所谓"治未病"，就是通过各种养生、养正方法强身健体，增强体质，防止疾病的发生，以达到健康长寿的目的。中医养生、养正的方法大多基于对自然规律的顺应和效仿，内容丰富多彩。在《素问》第一篇《上古天真论》中就介绍了养生的总原则和主要方法：总原则就是"道"，即养生之道"法于阴阳，和于术数"，这个道，主要说的是人与大自然要和谐，要天人合一，人不能破坏自然环境，人的日常生活一定要和天地日月的阴阳变化相符合。养生的具体方法也要与自然规律相吻合，要"食饮有节，起居有常，不妄作劳"，也就是我们通常所说的饮食养生、起居养生、运动养生、情志养生等方面。只有这样，才能达到"形与神俱"，以享天年。

人的正气主要由精气等物质构成，正气的充盈有赖于体内精微物质的正常运化。《素问·金匮真言论》说："故藏于精者，春不病温。"可见对于精的保养十分重要。要藏精，一方面要保证精能正常生成，精的生成是要靠饮食物化生的气血不断来充养，如果气血不足，精就无法充足。气血要充足，首先要食饮有节，避免饥饿，同时也不能暴饮暴食，要均衡饮食，营养全面而丰富，不能偏食。气血的生成还有赖于脏腑功能的正常。另一方面，要防止精的耗散，《素问·上古天真论》曰："今时之人不然也，以酒为浆，以妄为常，醉以入房，以欲竭其精，以耗散其真。"就是说明如果不能很好地控制欲念，而违反天道，违反常理，违反规律，就会使精气耗散。注意不要过劳，包括劳力、劳神和房劳，做到劳逸结合，张弛有度。

　　需要注意的是，中医对疫病的预防虽强调要增强人体的正气，但正气的抗邪能力是有一定限度的，所以避免邪气的侵袭也是预防疫病的重要环节。《素问·上古天真论》说："虚邪贼风，避之有时。"《素问·刺法论》强调要"避其毒气"。被誉为"医圣"的张仲景也认为"内养正气，外慎风邪"，两者兼顾才是养生的根本。因此，我们在疫情期间也应做到：少去公共场所（必要时戴口罩），勤洗手，保持居室通风等避邪之举。

　　总而言之，中医养生、养正方法其实就是中医药文化在日常生活中的应用，所以我们要把养正的原则落实到调体质、谨饮食、慎起居、怡情志、勤锻炼、节房室等各个方面。

一、调体质

　　早在《黄帝内经》时期中医对体质就有初步的认识，目前国内中医体质学说研究已取得了重大进展。回顾历史，吴又可在其《温疫论·知一》中提到"杂气为病，一气自成一病，每病又因人而变。统而言之，其变不可胜言矣，医者能通其变，方为尽善"，说明即使同得一病也因人的体质不同而有所不同，所以要多了解自己的体质状况。

　　2009年中华中医药学会颁布了《中医体质分类与判定》标准，将人的体质分为九种类型，包括一种平和体质和八种偏颇体质，其中气虚质多有疲乏、气短、自汗等表现；阳虚质多有畏寒怕冷、手足不温等表现；阴虚质多有口燥咽干、手足心热等表现；痰湿质多有体型肥胖、腹部肥满、口黏苔腻等表现；湿热质多有面垢油光、口苦苔黄腻等表现；血瘀质多有肤色晦暗、舌质紫暗等表现；气郁质多有神情抑郁、忧虑脆弱等表现；特禀质（过敏体质）多有哮喘、风团、鼻塞等表现。事实上，大部分人又同时具有两种或两种以上的体质类型，多为兼夹体质，故不可执一而论。

纠正偏颇体质，使之转化为平和体质，对包括疫病在内疾病的预防，有一定的裨益。气虚体质的人平时宜用黄芪、白术、防风等煎服；阳虚体质的人可以用太子参、桂圆泡茶或饮用红茶、姜茶等，也可做艾灸；阴虚体质的人可用铁皮石斛、西洋参、枸杞等泡茶饮；痰湿体质的人饮食宜以清淡为原则，可以选用健脾利湿的食疗，如薏苡仁、莲子、茯苓等；湿热体质的人可以多吃甘寒、甘平的食物，如绿豆、冬瓜、莲藕等；气郁体质的人要减少接收负面信息，可以用玫瑰花、绿萼梅泡茶饮。

二、谨饮食

俗话说：民以食为天。饮食是身体保持健康生长的基本条件，也是保养正气、增强体质、防病治病的重要手段之一。中医学从古至今都十分重视饮食的养生保健，《黄帝内经》中就有"五谷为养，五果为助，五畜为益，五菜为充，气味合而服之，以补精益气"之说，指出饮食养正要"和五味"，荤素搭配，多吃新鲜蔬果，不弃五谷杂粮。只有这样，才能气味和合，精气得到滋补，抗病才更有力。现代研究也认为，人体所需要的营养成分是多种多样的，必需从多种食物中摄取，因此平常应重视膳食平衡，不可偏废。如此则营养均衡，身体各项功能得到加强，抗病能力进一步提高，不易受外来疫毒之邪的侵袭，从而达到开篇所述"正气存内，邪不可干"的理想境界。

谨饮食，不仅要均衡饮食营养，更不能暴饮暴食，温病大家王孟英也认为节制饮食对防治传染病十分重要，他指出"缘人身之气，贵于周流无滞，则浊降清升，虽感客邪，亦潜移默化，而不能留着为病，惟过饱则胃气壅塞，脾运艰迟，偶吸外邪，遂无出路"，疾病乃发；同时又指出"近人腹负者多，厚味腊毒，脏腑先以不清，故秽浊之邪，易得而乘之，同气相求，势所必然之事"。讲究饮食清淡适量，使脏腑之气清，不易受病，否则易受外邪侵袭而生疫病。现代研究也认为，饮食不节、嗜食油炸等膏粱厚味，致使大便不通，可使身体的免疫力下降而易生病，而粪便燥结往往能引起肺泡巨噬细胞死亡率增高，肺组织抵抗力下降，继而引起反复的呼吸道感染。[1]

三、慎起居

中医学历来重视起居的养生保健及在防病治病中的作用。《黄帝内经》中就指出"人与天地相参，与日月相应"，又指出："智者之养生也，必顺四时而适寒暑，和喜怒而安居处，节阴阳而调刚柔，如是则僻邪不至，长生久视。"强调了人的起居必须顺应天气的变化，如此则天人相应，气血阴阳平和，阴平阳秘，不易受外邪的侵袭。具体说来，就是日常生活应顺乎自然，调摄要按时，衣帽须适体，注意保暖，随时增减，热即脱，冷即穿。遇大风、大雨、大寒、大热时，非必要则不出门。切忌过度疲劳，睡、醒应顺其自然，不可"倦欲卧而勿卧，醒欲起而勿起，勉强转多不适"。

《黄帝内经》还提出要重视四时养生，春夏秋冬各有不同，以避不时之邪恶。就春季来说，寒冬已过，夏暑未至，气温寒热温凉变化不测，自然也更衣频繁。同时由于气温渐升，机体皮肤由保暖转向散热，周身毛孔松弛，如突然减去衣被，易受风着凉，使机体抵抗力下降，病邪就会乘机侵袭，而感邪受病，故春天是个疾病多发的季节。

---

[1] 程静.从津液代谢角度探讨肺与大肠相表里的理论和实验研究 [D].武汉：湖北中医药大学，2010.

适当"春捂"（不要急于脱衣）是保存机体旺盛抗病力的方法之一。

另外，良好的、充足的睡眠也十分重要。《黄帝内经》载"天有昼夜，人有起卧。阴气盛则寐，阳气盛则寤"，睡眠能消除疲劳，调节各种人体功能活动，使人的精、气、神得以内存和补充，让气血内行脏腑，外流四肢百骸、七孔九窍，从而增强人体的抗病能力。1972年长沙马王堆汉墓出土的汉简，其中有医书《十问》，就提到对睡觉的认识："一昔不卧，百日不复。"清代养生学家尤乘在《寿世青编》中强调"安睡以培元气"。现代研究认为，睡眠对调节人体的新陈代谢、神经内分泌功能及免疫功能都有很好的作用。

四、畅情志

疫情当前，广大民众不仅生命安全受到威胁，心理也承受着巨大的压力，不安、焦虑、恐惧等情绪的蔓延，加重了疫情带来的伤害。

中医重视情志变化与疾病发展的关系。所谓情志指七情和五志的总称，是中医对人生各种情绪的归纳。七情即喜、怒、忧、思、悲、恐、惊；五志为怒、喜、思、悲、恐。我们的情志有时会受外界环境影响而发生剧烈的波动，中医认为这样会对人的健康造成严重的影响，使人的抗病能力下降，也可能导致相应脏腑的病变，即《黄帝内经》提到的"怒伤肝，喜伤心，思伤脾，忧伤肺，恐伤肾"。若在疫情期间抗病能力下降，机体便更易受到病毒的侵袭。因此不管是在日常生活中还是疫情期间，中医都主张大家注意调畅情志。

那么我们应该用什么方法来使情志平和呢？

《素问·上古天真论》言"恬澹虚无，真气从之，精神内守，病安从来……是以志闲而少欲，心安而不惧，形劳而不倦"，描绘了一种理想的淡定从容的精神状态，其中"恬澹虚无"与"精神内守"为调畅情志的基本手段。恬澹虚无是指淡泊名利，无谓得失，即不要把荣辱得失、功名利禄看得过重，思虑有度，保持平和的心境，人体气血方能正常运化流转。过度思虑会伤及心脾，我们在日常生活中也会见到经常苦心思虑，欲速不达的人常会出现失眠健忘、心悸、气短、食欲不振、发白发脱等早衰症状。因此，心胸开阔，不纠缠于小事，避免思虑过度，有助于心情的愉悦舒畅，从而保持身体的健康。精神内守指精神不放纵于外物之上。在当今社会，人们常常游乐于五光十色的外界诱惑之中，正常的生活作息被扰乱，情志亦常常被引导至不可控的境地。精神守于内，人不为外物所累，则可以达到"真气从之"与"病安从来"的预期效果。

《黄帝内经》中还记载了"美其食，任其服，乐其俗"的健康精神心理观。即顺其自然，对待食物、服饰、民俗等日常生活中所遇的种种事物抱有享受的心态去经历和体验。

当然，在疫情期间，我们隔离居家，焦虑、担心的情绪变化是难免的，《黄帝内经》提供了一种调畅情志的好方法，即《素问·移精变气论》中言："古之治病，惟其移精变气。""移精变气"就是指运用各种方法转移和分散精神意志，以缓解或消除由情志因素所引起疾病的一种心理疗法。比如根据自己的平时爱好，从事自己喜欢的活动，如书法、绘画等，或者是听喜欢的歌曲，看喜欢的电影、电视剧、综艺节目等来转变自己的精神、意念、注意力，让自己精神振奋，心情舒畅，以缓解苦闷的情绪。适度的运动不仅可以增强生命的活力，也能够改善不良情绪。

五、勤锻炼

"流水不腐，户枢不蠹""生命在于运动"，锻炼对人体健身防病的重要性，一直为古今中外人士所重视。中医学对锻炼的认识不仅包括身体的运动，也包括心神的修炼，即身心并炼。从古至今各种锻炼方法层出不穷，如吐纳、导引，还有五禽戏、八段锦、易筋经等，都包含许多中医锻炼养生的理念。锻炼的目的在于疏通经脉气血，锻炼筋骨肌肉，改善脏腑组织器官的功能活动，调节性情，以强身健体。同时运动还能使人更多地接触阳光、空气，提高人体对外界的适应能力。所以坚持锻炼、勤锻炼，对强壮身体、提高免疫力、增强抗病力十分有用。

锻炼的方法与种类有很多，选择哪种锻炼方式要因人而异，因时而异。年纪轻、体质好的人，可选择运动量大的锻炼方法，如快跑、打篮球、踢足球、打羽毛球、打乒乓球、登山、武术等；年老体弱者，可选择慢跑、散步、打太极拳、做广播体操等。

值得注意的是，锻炼时运动量应循序渐进，由小到大，由慢而快，既要收到锻炼效果，又要不因运动量过大而致大汗淋漓、身体疲乏，以免降低机体抵抗力。一般以达到遍体微汗，心不慌，气不喘为原则，锻炼时还应注重意守、调息与动形相结合，在运动时意念专注以养神，调节呼吸以敛气，才能使锻炼效果更佳。同时锻炼要持之以恒，切忌半途而废，一曝十寒。

因时而异的锻炼，早在《黄帝内经》中就有论述。《素问·生气通天论》中说："春三月……夜卧早起，广步于庭，被发缓形，以使志生"，"夏三月……夜卧早起，无厌于日，使志无怒，使华英成秀"，"秋三月……早卧早起，与鸡俱兴，使志安宁"，"冬三月……早卧晚起，必待日光，志若伏若匿，若有私意"。此说虽重在四时情志养生，但从中也可以看出，春天锻炼重点在以放松心情为主，运动量不宜过大；夏天锻炼重在动形，运动量可以加大，呈现生机勃勃之象；秋天锻炼重在收敛，运动量宜渐渐减少；冬天锻炼重在藏匿，即运动量不可过大，应有所收藏。总之，运动锻炼是加强人体抗病力的最为积极的因素，对疾病的预防有重要作用。

在疫情特殊时期，居民应减少户外活动，从而减少感染机会，但可以选择一些在家就可以进行的运动，比如中医的八段锦、易筋经等，强身健体，动作简单易学，很受群众喜欢，可以达到强身健体的目的。（八段锦、易筋经具体方法见附录）

六、节房室

中医历来十分提倡房室养生，而且很有特色，被视为养生健体、防病益寿的重要法宝。唐代著名医药学家孙思邈主张"行房有度，合房有术，入房有禁"。行房有度即行房次数随年事而递减，这与现代"以性行为后第二天不感疲劳即属适宜"的观点相近。行房不可过频过滥，应讲求科学与方法。入房有禁，主要是指在气候恶劣、反常的情况下，不得入房，不良的居住环境下不得入房，心理上遇到大喜大悲时不得入房。

中医主张远房帏但不禁欲，一方面要顺自然之性，另一方面又不能过频过滥以伤精耗神。远房帏的目的在于保精养神。精神旺盛，血脉流畅，则正气内存，不易受外邪的侵袭。明代《景岳全书》有避瘟法二条，提到"避之之法，惟在节欲节劳，或于房室劳倦之后，尤不可近"，强调防房室之劳对疫病防治的重要性。

第三章　辟秽抗疫

一、公共措施

1.隔离分治

一旦出现疫情，对病人和其他人之间应采取什么手段呢？许多典籍表明，是隔离。这种方法自古有之，事实证明这样的做法非常有用，而且始终都是最有效的防控手段。现代疫病的致死率比古代低，暴发范围要比古代小，很大程度上也得益于更好的隔离措施。

我国秦代便有疫病隔离的记载，1975年湖北省云梦县睡虎地发掘的秦代竹简上记载："城旦，鬼薪疠，何论？当迁疠迁所。"秦代所设的疠迁所，是当时专门收容麻风病人的隔离场所，这是世界上关于疫病隔离的最早记载，距今已有2200多年的历史。而疫病隔离治疗，传世文献最早记载见于《汉书·平帝纪》："元始二年，旱蝗，民疾疫者，舍空邸第，为置医药。"到了南北朝时期，隔离则已成为制度。萧齐时，太子长懋等人曾设立专门的病人隔离机构——六疾馆，以隔离收治患病之人。晋代有"朝臣家有时疾易三人以上者，身虽无疾，百日不得入宫"的制度，这里的"易"指传染。清代《疫疹草》也载："兄发疹而使弟他居之。"这些都是典型的隔离措施，历代有之。

这里特别介绍北宋元祐四年（1089年）七月，52岁的苏轼到杭州任太守，没想到天有不测风云，在他上任不久，杭州大旱，颗粒无收，饥民哀号，流离失所。由于饥民食用死掉的家畜家禽，造成疫疾大流行。难能可贵的是苏轼能从长远考虑，他深知"杭，水陆之会，疫死比他处常多"，于是将朝廷拨付的修缮费节约出来的2000缗钱拿出来，自己又慷慨解囊，捐出50两黄金，在杭州城中心众安桥建立了一处病坊，取名"安乐坊"。北宋苏辙所著的《苏辙集·栾城后集卷二十二·墓志铭一首·亡兄子瞻端明墓志铭》中对此有详细的记载。安乐坊在3年里医治了上千名患者。苏轼还未雨绸缪，广蓄粮米、药品，以备急用。后来朝廷充分肯定了苏轼的做法，将安乐坊收归朝廷管理，更名为"安济坊"，聘请道士主持经营，并拨付经费，还赐给该院医护人员"紫袍"，使其具备了"公务员"身分。宋徽宗崇宁元年（1102年），朝廷开始在各地设置安济坊，专为穷苦人治病。显然，安济坊有隔离病人、防止疫病传播的作用。

2.净化环境

环境卫生对人体健康的重要性不言而喻，中医学亦对此十分重视。晋代张华《博物志》云："居无近绝溪、群冢、狐蛊之所，近此则死气阴匿之处也。"指出在住宅建筑开始以前，必须要选择一下周围环境，远离不卫生的场所。在清扫方面，《礼记》有"鸡初鸣……洒扫室堂及庭"的记载，足以说明在我国古代，打扫环境卫生已成为良好的习惯。在街道清洁上，公元186年，已应用洒水车防止尘埃传播疾病。南宋时临安（今杭州）"亦有每日扫街盘垃圾者"。温病大家王孟英也认为"人烟繁萃，地气愈热，室庐稠密，秽气愈盛"是导致疫病发生与传播的主要原因，因此极力提倡搞好内外环境卫生，提出"住房不论大小，必要开窗通气，扫除洁净"。同时他还介绍，天气潮热时，室中宜焚大黄、茵陈之类，或以艾搓为绳燃之，以解秽气，实为空气消毒之法。燃艾熏烟消毒之法，目前仍在沿用，确实是一种良好的空气消毒方法，在呼吸道传染病流行的时候，不妨一用。

（1）洁净居室

《黄帝内经》强调"和于阴阳，安于居处"。纵观历代中医文献，对居室环境卫生的要求归纳起来，不外乎居室开窗通气、阳光充足、清静干燥。江南著名养生学家曹庭栋在其《老老恒言》卷三、卷四中分别论述了书室、卧房设计，他提出："学不因老而废，流览书册，正可借以遣闲，则终日盘桓，不离书室。"因此书室的朝向，"取向南，乘阳也"，窗户"南北皆宜设窗，北窗虽设常关"，"秋冬垂暮，春夏垂帘，总为障风而设。晴暖时，仍可钩帘卷幕，以挹阳光"。从现代的观点来看，开窗通气有利于室内外空气的对流，使室内氧气充足，减少病原微生物的密度，起到保健防病的作用。

阳光对人体健康的作用是多方面的，阳光中的紫外线有杀菌消毒的作用，同时还能增强人体免疫细胞对病菌的吞噬能力，增强机体免疫功能。干燥清静的环境能使人体得到很好的休息，还能抑制病原微生物的生长，因而有利于健康。一个良好的环境能从多方面有益于人体，使人精神放松，更好地得到休养，从而也就能增强人体的抗病能力，对防御疫情十分有用。

（2）清洁水源

周书《秘奥造宅经》说："沟渠通浚，屋宇洁净，无秽气，不生瘟疫病。"南宋《梦粱录》也有疏通沟渠，处理污水的措施。特别是温病大家王孟英在防疫中发现，温病尤其是霍乱等急性传染病的发生与水源污染有密切关系。王氏所处的江浙一带地势坦夷，支河万派，而居民饮食濯秽，共用一水，尤其是暑月旱年，热毒蕴蓄，为害更烈，故多霍乱、疟疾、痈疡等疾。有鉴于此，他力倡疏通河道，毋使积污，广凿井泉，毋使饮浊。湖池广而水清，自无藏垢纳污之所，秽浊之源无由孳生，井泉多而甘冽，以为正本清源之计，并主张饮雨水、雪水，贮水以备用。同时倡用药物来净化水液，提出用白矾、降香、菖蒲等药投缸内，去秽解毒，还认为田螺能澄浊，宜蕴水缸，这实是用生物净化水质的良好方法。当然，现在的水源水质较之古代有很大改善，在王氏所处年代，能有如此见识，实属不易。其方法对当前特别是偏僻农村山区，仍有一定的参考价值。

（3）消灭媒介

传染媒介是现代预防医学的主要内容，中医学限于历史条件，虽然未能明确了解传染媒介，但也已认识到传染媒介与疫病的发生有关，所以张仲景把"虫兽所伤"列入三因之中。汪期莲《瘟疫汇编》明确指出瘟疫病的流行与"红头青蝇"有关，所以明言驱灭害虫是预防传染病的有效方法。例如灭蚊方面，大多利用艾叶、浮萍、除虫菊、锯屑末、硫黄等药物，烧烟驱灭；灭蝇方面，古有"百部曰婆妇草，能去诸虫，可以杀蝇蠓"的记载；灭鼠方面，古人更是方法很多。古代文献中有关驱除传染媒介物的记载很多，因为取材方便，效果可靠，值得继承下来，特别是在广大农村，可以因地制宜地加以推广。

（4）处理粪便

粪便是传播疾病特别是疫病的根源之一，古人早已重视及此。都市中的公厕，自汉唐以来，便有设置。到了南宋，都市更有专门管理粪便和清洁厕所的行业，《梦粱录》记载道："杭城户口繁多，街巷小民之家，多无坑厕，只用马桶，每日自有出粪人收去。"诚然，当今的粪便处理较之古代先进得多，但粪便对疫病的传播，不得不引起高度警惕。如近来新型冠状病毒的感染，专家提到可能与粪便有一定关系，正在深入观察和研究中。

3.司岁备药

中医认为，人是自然中的一部分，人的气血运行与天地之气的变化有着密切的联系，季节的变换与生活环境的改变会对人的身体产生相应的影响。对疫病发生与气候变化关系的认识在两汉时期就已趋于成熟。医家通过长期的观察与实践，归纳总结了一甲子（注：按干支纪年，以一甲子即六十年为一个周期）中气象、物候与病候相应变化的规律和基于阴阳五行与干支纪年的五运六气算法，并提供了对应的治疗思路，可用于对疾病的推测、预防和治疗参考，其内容最早见于《黄帝内经》之中，后人将这一学说称为"运气学说"，其中有不少关于疫病的记载，这使中医从宏观角度对疫病和季节性流行病的防治成了可能。

狭义的司岁备药即指根据运气理论中不同年份、不同时节的疾病发生趋势来配制、储备和发放相应药物。广义的司岁备药指参照每年自然气候的变化特征及趋势，针对可能发生的疫病和季节性流行病来配制、储备和发放相应药物。

宋元时期，由于政府的提倡与支持，运气学说盛行于世，成为了当时的显学，医家们开始综合运气学说与时行之气来探讨疫病发生的原因。在由宋徽宗赵佶推动编写的《圣济总录》中更是将一甲子中各年运气所主时易发的病症与依据运气理论的用药原则汇集一处，以便医家们参考应用。也有医家根据运气学说不同年份的病候特点拟订了相应处方，如陈言《三因极一病证方论》中创设的"运气十六方"。另据史料记载，宋朝政府已有了专门的医药救济经费作为合药之用，并选派医官配制针对疫情高发季节的预防性散药，赐给朝臣、军队和民间百姓。如《续资治通鉴长编》中有载：嘉祐二年（1057年），朝廷颁方书诸道以救民疾，而贫下之家力或不能及。请自今诸道节镇及益、井、庆、渭四州岁赐二千万，余州军监十万，委长吏选官合药，以时给散。在疫情发生时，宋朝政府同样多次指派良医前往疫区施药救济。防疫抗疫中的给药往往一方通用，对于气候与病候关系及对应用药原则的掌握使中医在防疫抗疫过程中能够依势而为，转被动为主动，迅速找到应对之法，更快投入到救治活动中。

二、中药外用

中药外用是中医预防疫病的重要手段，历史悠久、疗效独特、作用迅速，早在先秦时期《山海经》中"有草焉，名曰薰草，麻叶而方茎，赤而黑实，臭如蘼芜，佩之可以已疠"，便记载了佩戴薰草辟疫的方法。历代以来，中药外用因其简、便、廉、验的特点，在民间得到广泛应用。药物外用方式包括香佩、烧熏、涂抹、塞鼻、粉身、药浴等，剂型也十分多样。

1.香佩

药物悬挂、佩戴是指以绛囊、绢帛或红布包裹药物，悬挂于门户、帐前或戴于手臂、头顶以辟疫，这是预防疫病最简便易行的方法之一，大家熟悉的端午香囊就是代表。香囊药方有采用单味中药，也有由多味中药调配而成。择要介绍如下。

（1）单药香囊

降香

【组成】降香（适量）。

【方法】用布囊包裹，随身佩戴。

【说明】降香，别名降真香、紫降香、花梨母，为豆科植物降香檀树干和根的干燥心材，味辛、性温，归肝、脾经，具有化瘀止血，理气止痛之功效。降香自明代起便用于预防瘟疫，明代李时珍《本草纲目》记载："烧之，辟天行时气，宅舍怪异。小儿带之，辟邪恶气。"《景岳全书》也认为降香能"大解邪秽，小儿带之，能解诸邪，最验"。现代药理研究发现，降香的主要挥发性成分为橙花叔醇，具有使细胞再生、护肤、影响免疫力及平衡激素系统的作用，同时能使金黄色葡萄球菌和大肠杆菌的细胞膜破裂而提高细胞通透性，具有抗菌活性，此外还具有体外抗肿瘤作用[①]。

松针

【组成】松枝或松针（适量）。

【方法】取带针松枝数段，或棉纱布包裹适量松针，悬挂于室内。

【说明】松针为松科松属植物的叶，松科植物在全世界分布较广，我国有10个属120多种，松针来源包括雪松、马尾松、湿地松、油松、黑松等。松针药用历史悠久。《本草纲目》载其"苦、温、无毒，主治风湿疮，生毛发，安五脏，守中，不饥延年"，《会约医镜》中谓其"悬挂辟瘟疫气"，《松峰说疫》载"悬挂马尾松枝，可免瘟疫"。松针油是从松针中提取出的一种挥发油，为重要的有效成分，有研究表明松针油可将甲型流感病毒H1N1亚型直接灭活，而且灭活作用与浓度呈正相关，说明松针油可能具有直接杀伤病毒的作用[②]。

① 曹利,卢金清,叶欣,等.降香及其伪品挥发性成分对比研究 [J].国际药学研究杂志，2017,44（03）：282-287.

② 桑育黎，张芸嘉，高天祥，等.松针挥发油研究进展 [J].辽宁大学学报（自然科学版），2018,45（02）：162-169.

（2）复方香囊

老君神明白散方

【组成】白术（15克），附子（45克），桔梗（37.5克），细辛（15克），川乌头（60克）。

【方法】将上述药物捣碎成散，取适量用布囊包裹，随身佩戴。

【说明】老君神明白散是中医防疫的代表方剂之一，全方用药辛温芳香，可辟疫气不得近。葛洪《肘后备急方》谓此方有"一家合药，则一里无病，此带行所遇，病气皆消"之功效，《外台秘要》也记载此方"绛囊盛，带之，所居闾里皆无病"，描述虽有夸张，但也可见其防疫效果显著。方中附子、细辛、乌头均为有毒药物，注意不要误服。

赤散

【组成】藜芦（15克），踯躅花（15克），附子（3.6克），桂心（3.6克），珍珠（3.6克），细辛（10.8克），干姜（10.8克），牡丹皮（18克），皂荚（18克）。

【方法】将上述药物捣碎成散，取一寸正方大小棉布包裹，随身佩戴。

【说明】赤散，一名藜芦散，在古代防疫中应用广泛，唐代《备急千金要方》记载"置绛囊中带之，男左女右，著臂自随"，可"辟瘟疫气伤寒热病"。另据《肘后备急方》记载，此方还可通过纳鼻、取吐、内服及粉身等方式，治疗瘴气疫疬及温毒。

避疫香粉

【组成】生大黄（2克），甘草（0.75克），皂角（1.5克），丁香（3克），苍术（1.5克），檀香（3克），山奈（1.5克），甘松（3克），细辛（1.5克），雄黄（1.5克）。

【方法】将上述药物研末，用棉布包裹，随身佩戴。

【说明】避疫香粉载于清代郑肖岩《鼠疫约编》，将上述药物共研末后，"用绸小袋，佩戴身上"，可避疫气。方中雄黄为矿物药，主含二硫化二砷，有毒性，有儿童、宠物的家庭在使用时需十分谨慎。现代实验证明雄黄经水飞法炮制后，能降低成品中二硫化二砷含量，含量越低，毒性越小，酸化后二硫化二砷可以基本除尽。①

2.烧熏

烧熏是将药物燃烧，取其烟气上熏以辟疫的一种中药外用方法，起效迅速且作用范围广，在历代防疫中运用广泛。烧熏法和香佩法一样，也有单药和复方两种。择要介绍如下。

（1）单药烧熏

艾叶

【组成】艾叶（用量随居室大小调整）。

---

① 国家药典委员会.中华人民共和国药典临床用药须知：中药饮片卷2015年版[M].北京：中国医药科技出版社，2017.

【方法】取适量艾叶置于金属或陶瓷容器中，关闭门窗后点燃，每周烧熏一次，每次房间密封6小时左右。

【说明】艾叶烧熏是中医最具代表性的防疫方法，葛洪《肘后备急方》记载"密以艾灸病人床四角，各一壮，不得令知之"，可"断温病，令不相染"。中医传统理论认为艾灸可通经活络、温中散寒、益肝肾、健脾止泻、调气活血，扶正以祛邪。现代实验研究也表明，艾叶挥发油对金黄色葡萄球菌、枯草杆菌、甲乙型溶血性链球菌、白喉杆菌、肺炎双球菌、白色念珠菌、新型隐球菌、流行性出血热病毒及带状疱疹病毒等具有明显的抑杀作用[1][2]。

降香

【组成】降香（用量随居室大小调整）。

【方法】取适量降香置于抗燃容器中，关闭门窗后点燃烧熏。

【说明】降香除可香佩辟疫外，也可用于烧熏。《景岳全书》记载："治天行时气，宅舍怪异，用降真香烧焚，大解邪秽。"刘奎《松峰说疫》中则记载了他接触疫病患者时的辟疫经验："余家曾有患瘟症者十余人，互相传染。余日与病人伍，饮食少进，旦夕忧患所不待言，而竟免传染。偶一日，一入疫家，即时而病，求其故不得，因忆伊时举

① 吴生兵，曹健，汪天明，等. 艾叶挥发油抗真菌及抗带状疱疹病毒的实验研究 [J]. 安徽中医药大学学报，2015，34（06）：70-71.
② 程岩. 用艾叶和苍术烟熏消毒室内空气的效果观察 [J]. 护士进修杂志，1992，(07)：18-19.

家患病，余忙乱终日，夜来独居一室，闭门焚降真香一块，想以此得力耶。"他过去曾长时间与疫病病患同处，但未被传染，后来偶有一次，刚接触患者就染病了，总结其中原因，应是得益于当年每晚闭门焚烧降香，故认为"烧降真香有验"。

苍术

【组成】苍术（用量随居室大小调整）。

【方法】取适量苍术置于抗燃容器中，关闭门窗后点燃烧熏。

【说明】苍术，别名赤术、枪头菜，味辛苦，性温，归脾、胃、肝经，可治风寒湿痹等。《本草纲目》记载："张仲景辟一切恶气，用赤术同猪甲蹄烧烟，陶隐居亦言术能除恶气，弭灾沴。故今病疫及岁旦，人家往往烧苍术以辟邪气。"现代研究表明苍术主要成分为挥发油，含有苍术醇、苍术酮、苍术呋喃烃、茅术醇及桉叶醇等；苍术烟熏消毒对结核杆菌、金黄色葡萄球菌、大肠杆菌、枯草杆菌及绿脓杆菌有显著的灭菌效果①。

（2）复方烧熏

太乙流金散

【组成】雄黄（45克），雌黄（30克），矾石（22克），鬼箭羽（22克），羚羊角（水牛角代）（烧，30克）。

---

① 林明欣，朱建平，丁曼旎，等.非口服中药防控经空气传播疫病之古代文献研究 [J].中华中医药杂志，2015，30（05）：1624-1627.

【方法】上五味，治下筛，三角绛袋盛15克，带心前，并挂门户上。若逢大疫之年，取以上药粉，以蜡成丸，院子里或客厅烧之。温病人亦烧熏之。

【说明】为《备急千金要方》辟温气方，此为道医的方法。雌黄常与雄黄共生，被称为"鸳鸯矿物"。古人擅用雄黄与雌黄，公元2世纪《淮南万毕术》中记载"夜烧雄黄，水虫成队来"，说的是雄黄燃烧冒的烟可杀虫，用于辟疫。以上药物燃烧均为中医特有空气消毒剂。

苍降返魂香

【组成】苍术、降香（各等分）。

【方法】将上述药物捣研末，揉入艾叶内，用绵纸卷成筒，烧熏居室。

【说明】苍降返魂香为清代名医刘奎所创，由苍术、降香组成，此两味药可单用，也可配合使用。《松峰说疫》载此方"烧之，除秽祛疫"。

辟瘟丹

【组成】红枣（600克），茵陈（240克），大黄（240克）。

【方法】将上述药物合一处，每日清早烧熏居室。

【说明】清代丁尧臣用"红枣、茵陈、大黄三味，每早常烧室内"以辟瘟，他还有用苍术、红枣各一斤烧丸辟瘟的方法。此外，郑肖岩《鼠疫约编》、鲍相璈《验方新编》中均有烧红枣可辟瘟的记载，可以一试。

现代研究表明，红枣富含大枣多糖，能够兴奋免疫系统，改善免疫功能[1][2]，枣核中提取的红枣香精油则具有良好的抗氧化性、抑菌性以及抗炎活性[3]；茵陈醇提物对SARS病毒有一定程度的抑制作用[4]，其挥发油成分具有抗伤寒杆菌、肺炎杆菌等病菌活性的功效[5]；而方中大黄的挥发油成分则对机体特异性和非特异性免疫功能均有增强作用[6]。

3.涂抹

涂抹是用药物直接涂抹于体表以发挥防疫作用的方法。历代涂抹辟疫以单药较为常见。择要介绍如下。

雄黄

【组成】雄黄（适量）。

【方法】早晨洗脸后，及夜晚临睡前，将雄黄研末，取适量水调涂抹鼻腔内。

【说明】雄黄药用始载于《神农本草经》，有"杀精

① 苗明三，苗艳艳，方晓艳，等. 大枣多糖对大鼠气血双虚模型胸腺、脾脏中组织形态及骨髓象的影响［J］. 中药药理与临床，2010，26（2）：42-44.
② 刘丹丹，郑丰渠，苗明三，等. 大枣多糖对氢化可的松致小鼠免疫抑制模型免疫功能的影响［J］. 中医学报，2011，26（3）：809-810.
③ Yoon, J. I., Al- R eza, S. M., Kang, S. C. Hair growth promoting effect of Zizyphus jujuba essential oil［J］. Food Chem Toxicol, 2010, 48（5）: 1350-1354.
④ Zhang T, Chen D. Anticomplementary principles of a Chinese multiherb remedy for the treatment and prevention of SARS[J]. J Ethnopharmacol, 2008, 117（2）: 351-361.
⑤ Rakesh KJ. Antimicrobial activity of volatile oil of artemisia capillaris growing wild in uttrakhand himalaya[J].J Pharmacog and Phytochemist, 2013, 1（6）: 122-126.
⑥ 张丙生，陈华圣，许爱华，等. 大黄挥发油对小鼠免疫功能的影响[J]. 中药材，1997，（02）：85-88.

物、恶鬼、邪气、百虫毒"的功效，在历代防疫中均发挥了重要作用。明代《景岳全书》记载："以雄黄末涂鼻孔中，行动从容。"《古今医鉴》中也有"用雄黄末，水调鼻内，虽与病人同卧，亦不相染"的记载。清代沈金鳌《杂病源流犀烛》言："雄黄末水调，以笔浓蘸，涂鼻窍中，虽与病人同床，亦不相染。初洗面后，及临卧点之。"明确提出涂抹时间及频率。在江浙地区有民谚说："五月五，雄黄烧酒过端午。"端午节给孩子们的面颊、耳、鼻涂抹雄黄酒，或在额角写"王"字，以辟邪防疫。现代研究也证实雄黄对结核杆菌、链球菌、痢疾杆菌、金黄色葡萄球菌等具有比较强的抗菌作用[1]。

香油
・・

【组成】香油（适量）。

【方法】蘸取适量香油，调涂抹鼻腔内。

【说明】香油即芝麻油，是我国历代常用的食用油。明代王肯堂《证治准绳》载"以上好香油涂鼻中"可以"治时疫不相染"，万表《万世济世良方》也有"凡入疫疬之家，以麻油涂鼻孔中，然后入病家，则不相传染"的记载。现代研究表明，芝麻油中的亚油酸和 ω-6 不饱和脂肪酸能修复损伤的细胞膜，有效保护上皮细胞，减少病菌侵

---

① 白明，贾亚泉，杨克伟，等.雄黄临床外用举隅及药理作用[J].中国当代医药，
  2011，18（16）：8-9.

入①。

4.塞鼻

中医塞鼻法是将中药直接塞入鼻腔，或用纱布、棉花等包裹塞入鼻窍以治疗全身疾病的一种外治疗法，属中医鼻疗法范畴②。鼻气通天，疫邪易于从鼻而入。我国古代在瘟疫预防中，十分注重守住鼻窍这一关，把疫气阻挡在鼻外，能够有效预防疫病相互传染。择要介绍如下。

（1）单药塞鼻

大蒜

【组成】大蒜。

【方法】取合适大小的大蒜一枚，塞入鼻中。

【说明】大蒜是百合科植物大蒜Allium Sativum L.的鳞茎。味辛、甘，性温。中医认为本品可行滞气、暖脾胃、消癥积、解毒杀虫。明代吴崑的《医方考》记载："大蒜、阿魏，气之至臭者，臭胜，则诸秽皆不足以加之矣。"并提到蒜性大热，身体虚弱之人不建议使用。现代研究表明，大蒜含挥发油，油中主要成分为大蒜辣素、大蒜素。具有抗细菌、抗病毒、抗真菌、抗原虫作用，还能抗癌、增强

① 尹红君.经口应用芝麻油治疗失能老人急性细菌性肺炎合并口腔糜烂[J].世界最新医学信息文摘，2015，15（80）：39+43.

② 鲍慰文，钱俊华.中医塞鼻法临床应用概况[J].浙江中医学院学报，1996，20（06）：39-40.

免疫功能①。

孩儿菊

【组成】孩儿菊叶（适量）。

【方法】取叶塞鼻中。

【说明】孩儿菊别称泽兰，味苦、辛，微温。具有活血调经、祛瘀消痈、利水消肿之功效。据清代林之翰《温疫萃言·避忌法》载："治天时温疫疠气，用孩儿菊，俗名醒头草，取叶塞鼻中，秽气不染。"现代药理研究发现，泽兰属植物黄酮类成分具有抗肿瘤、杀虫、抗菌等作用②。

（2）复方塞鼻

赤散

【组成】藜芦（15克），踯躅花（15克），附子（3.6克），桂心（3.6克），珍珠（3.6克），细辛（10.8克），干姜（10.8克），牡丹皮（18克），皂荚（18克）。

【方法】以上九味药磨成粉，取粟米大小，塞入鼻中。

【说明】塞鼻防疫的复方方药，当属唐代孙思邈《备急千金要方》中记载的赤散记录使用的次数最多。其记载"有病之时，便以粟米大内著鼻中"，具有辟温疫气之功效。清代刘奎《松峰说疫》记录的也是用孙思邈赤散方以

---

① 李永平，李福安，童丽.抗病毒中药的临床实验研究进展 [J].青海医学院学报，2006，27（01）：60-67.

② 袁经权，杨峻山，缪剑华.泽兰属植物中黄酮类化学成分与药理作用 [J].国外医药（植物药分册），2007，22（06）：238-243.

防疫。

5.粉身

粉身，是传统中医将药物碾成粉末状，涂粉于全身或局部，以用于防病治病的方法。

姚大夫粉身方

【组成】川芎、白芷、藁本（各等分）（适量）。

【方法】上药粉碎为细末，筛净，与米粉混合，涂粉于全身。

【说明】引自《肘后备急方·治百病备急丸散膏诸要方第七十二》，主辟温病。唐代《备急千金要方》粉身散、《外台秘要》治温病粉身散方均与此方的药物组成相同。

赤散方

【组成】牡丹（0.5克），炙皂荚（0.5克），细辛、干姜、附子（各0.3克），肉桂（0.2克），珍珠（0.4克），踯躅（0.4克）。

【方法】粉碎，筛为散剂，早晚出行或探病时涂粉身上。

【说明】引自《肘后备急方·治瘴气疫疠温毒诸方第十五》。该方由多种辟秽的药物组成，其用法多样，可外粉周身以御时行邪气，也可纳鼻中吸之取吐，也可内服治疗牛马疫病。

6.药浴

药浴，是指在浴水中加入药物的煎汤或浸液，或直接用中药蒸汽沐浴全身或熏洗患病部位的健身防病方法。一般认为药浴的药物用量以内服药物的3到4倍为宜。[①]药浴后不可再次冲水，直接擦干穿衣，不可受凉感寒。

浴汤方

【组成】桃枝叶（150克），白芷（45克），柏叶（75克）。

【方法】上药粉碎后筛为散剂，每次取45克，煎出药液后沐浴。

【说明】引自《普济方·卷一百五十一·时气门》，《千金翼方·卷四》"（桃）茎白皮味苦辛无毒，除邪鬼中恶腹痛，去胃中热。叶味苦平无毒，主除尸虫出、疮中虫"；《千金翼方·卷三》"柏叶……轻身益气，令人耐寒暑，去湿痹"；白芷含有较多的挥发油，能芳香辟秽；全方主治时气瘴疫。

川芎苍术汤

【组成】川芎、苍术、白芷、零陵香（各等分）（适量）。

【方法】谷雨（谷雨为春季最后一个节气）以后，煎

---

① 赵岩松.传统药浴法在内科病治疗中的应用 [J].中华中医药学刊，2008，26（6）：1263.

水沐浴三次，以汗为度。

【说明】引自《松峰说疫·卷之五·诸方》。零陵香可以用等量藿香代替。预防疫病可不拘于谷雨后。

佩兰浴方

【组成】佩兰（适量）。

【方法】以水适量煎出药液后沐浴。

【说明】《开宝本草》载：煮水以浴，疗风。佩兰煎水沐浴，古时即有此风俗。因其含有挥发油，可抑菌杀菌，能预防和治疗多种皮肤病的发生，还可起到医疗保健作用。前面也提到将佩兰放入香囊内佩戴，具有芳香化浊辟秽的功效，可以预防多种呼吸道疾病。

菖蒲艾叶煎

【组成】菖蒲、艾叶（适量）。

【方法】以水适量煎出药液后沐浴。

【说明】艾草温经通络，散寒祛湿；菖蒲芳香化湿，清脑开窍。实验研究证实艾叶挥发油体外对金黄色葡萄球菌、大肠杆菌、绿脓杆菌具有抑菌作用[1]。民间在端午节常用菖蒲、艾叶煎水洗浴，以作祛湿避秽、防疫保健之用。

五枝汤

【组成】桑枝（1握），槐枝（1握），桃枝（1握），柳枝（1握），麻叶（半斤）。

---

① 刘先华，周安，刘碧山，等.艾叶挥发油体内外抑菌作用的实验研究[J].中国中医药信息杂志，2006，13（8）：25-26.

【方法】煎汤一桶，去滓温洗，每日一次。

【说明】引自《遵生八笺·四时调摄笺·夏卷》。桑枝祛风湿、利关节、行水气；槐枝可洗皮肤疥癞，去皮肤瘙痒之风；桃枝可活血通络；柳枝有祛风、利尿、消肿之功；麻叶则解痛、利尿。五药合用可驱瘴毒，疏风气，滋血脉。明代养生家高濂非常推崇在夏季养生防病时使用。

三、中药内服

中药防治疫病的文献记载十分丰富，本书收录的内服方药，主要是在新冠疫情中全国各地中医药防治方案中出现较多的方药，也有少量有特色的传统名方。对这些方剂进行溯源和介绍，有助于让更多的人了解中医方药的神奇疗效。这部分内服的中药，普通大众必须要在专业医生的指导下辨证使用，不可盲目自行服药。

1.玉屏风散

【组成】防风、黄芪（各一两），白术（二两）。

【出处】《丹溪心法》。

【方法】锉碎。每服三钱，水一盏半，姜三片，煎服。

【说明】玉屏风散为传统名方，有益气固表止汗的功用，适用于虚人易感风邪、表虚自汗怕风等症。方名"玉屏风散",取功用似御风的屏障,又珍贵如玉的意思。玉屏风散组成十分简单,只有黄芪、白术、防风三味药。其中黄芪内可补气,外可固护皮肤;白术健脾益气,助黄芪以加强补气的功能。两药合用,则正气足,外邪难以入侵,即我们之前所说的"正气存内,邪不可干"。防风作用于肌表,抵御风邪,《本草纲目》引李东垣所言 "防风能制黄芪,黄芪得防风而功愈大",是组方中的点睛之笔。三药合用有固卫气、疏风邪、预防外感的作用,就像是给人围了道屏风,让病邪不易上身。

现代研究表明,玉屏风散能够提高人体抵抗疾病能力,提高易感人群自身免疫力,增强机体抵抗病毒能力,对防治流感有着重要的研究价值。[①]邹氏等的实验表明:玉屏风口服液能显著提高小鼠腹腔巨噬细胞对鸡红细胞的吞噬百分率和吞噬指数,鉴于巨噬细胞在机体特异性和非特异性免疫方面具有重要作用,可认为该制剂是一种有效的免疫促进剂,有促进机体细胞免疫的功能。[②]因为玉屏风散有调节免疫力的作用,所以有 "中成药中的丙种球蛋白"的美誉。

① 高洁,张暮盈,管思彬,等.玉屏风散在防治流感中的临床研究 [C]// 中华中医药学会 2013 年学术年会论文集.中华中医药学会 2013 年学术年会.2013.
② 邹莉玲.玉屏风口服液对流感病毒抑制及对机体免疫功能的影响.中药材,1990,13(1):37-40.

2.藿香正气散

【组成】大腹皮、白芷、紫苏、茯苓（去皮，各一两），半夏曲、白术、陈皮（去白）、厚朴（去粗皮，姜汁炙）、桔梗（各二两），藿香（去土，三两），甘草（炙，二两半）。

【出处】《太平惠民和剂局方》。

【方法】上为细末，每服二钱，水一盏，姜钱三片，枣一枚，同煎至七分，热服。如欲出汗，衣被盖，再煎并服。

【说明】藿香正气散是宋代太医局所属药局售制的中成药。北宋政府为了规范市场、降低药价和便利百姓，命官方药局（熟药所）确定了一批疗效卓著、临床应用广泛的处方，由和剂局负责制药，供给惠民局出售，方便救治老百姓的同时也给他们带来实惠。北宋元丰年间（1078—1085年）太医局为了统一制药质量标准，将所属药局的成药处方编辑成书，这就是《太平惠民和剂局方》。

藿香正气散是芳香化湿的代表方剂，又兼有解表理气和中的作用，主治外感风寒、内伤湿滞证，临床常见表现为恶寒发热、头痛胸满、脘腹疼痛、恶心肠鸣，舌苔白腻等症。方中重用藿香解表散寒、芳香化湿；陈皮、半夏曲、白术、茯苓化湿健脾；厚朴、大腹皮行气畅中；紫苏、白芷辛温发散；桔梗宣肺宽中；配合生姜、大枣、甘草调脾胃和营卫，全方可使风寒外散、湿浊内化、气机通畅、脾胃调和。因为以藿香为主药，能正不正之气，故名"藿香正气散"。藿香正气散应用广泛，被称为居家旅行常备药品，北京中医药大学郝万山教授曾介绍藿香正气散是他每次出远门必带的药物，并称其疗效确切。

3.麻杏石甘汤

【组成】麻黄（去节，四两），杏仁（去皮尖，五十个），甘草（炙，二两），石膏（碎，绵裹，半斤）。

【出处】《伤寒论》。

【方法】上四味，以水七升，煮麻黄，减二升，去上沫，内诸药，煮取二升，去滓，温服一升。

【说明】麻杏石甘汤是麻黄杏仁甘草石膏汤的简称。东汉年间仲景家族两百多人中多死于伤寒病，所以仲景"勤求古训、博采众方"，著《伤寒论》，其中之方用法得当，是可治伤寒（包括对证的瘟疫）的良方。麻杏石甘汤功效辛凉疏表、清肺平喘，被称为"辛凉重剂"，被广泛运用在外感肺热病中，尤其适用于寒邪在表、肺热在里，发热咳喘的"寒包火"证。其组方思路主要围绕"清、透"二字，方中麻黄宣肺开表，石膏清肺透热，两者合用使邪热向外有出路，杏仁下气平喘，甘草调和诸药且保护胃气，全方药仅四味，配伍严谨，共同起到辛凉宣肺、清热平喘的功用，麻杏石甘汤也是很多中成药的基础组方。运用麻杏石甘汤，特别应注意麻黄和石膏的比例，要轻用麻黄，重用石膏，两者之比至少是1:5，热重者可达1:20。

在本次疫情中，国家卫健委印发的诊疗方案中，推荐了中医方剂——"清肺排毒汤"。清肺排毒汤主要由张仲景《伤寒论》中的麻杏石甘汤、射干麻黄汤、小柴胡汤、五苓散等优化组合而成，其中麻杏石甘汤取的就是清热平喘之义。另一个常用于治疗流感的中成药连花清瘟胶囊也有麻杏石甘汤的组方。[1]现代药理学研究也表明麻杏石甘汤具有镇咳祛痰平喘，解热抗炎，抗过敏，增强免疫，抗病原微生物，改善血液循环的药理作用。[2]

4.白虎汤

【组成】石膏（碎，一斤），知母（六两），甘草（炙，二两），粳米（六合）。

【出处】《伤寒论》。

【方法】上四味，以水一半，煮米熟汤成，去滓温服，日三服。

【说明】白虎汤同样出自《伤寒论》，由石膏、知母、甘草、粳米组成，有清热生津的功效，适用于外感寒邪，化热入里，或温热之邪传入气分的实热证，其辨证要点可以归纳为"四大症"，即身大热，口大渴，大汗出和脉洪

① 白光清. 医药高价值专利培育实务 [M]. 北京：知识产权出版社，2017.
② 洪佳璇，杨季国. 麻杏石甘汤的临床应用及研究概况 [J]. 中国急救医学，2015，（z1）：122-123.

大。据此吴又可将此方移用于温疫有上述症状者。白虎汤的组方中重用石膏为主药清泻肺热，配合知母清热除烦生津，粳米、甘草益胃生津和中，防止大寒之药损伤脾胃，全方药仅四味，配伍精当，药少而力专。《伤寒论》依据方位命名，列出前朱雀（桂枝）、后玄武（真武）、左青龙、右白虎四大名汤，白虎为西方七个星宿的总称，象征的季节是秋天，主清、凉之法，且主药石膏为白色，故方名白虎汤。历史上有一位非常善用石膏退热的医生张锡纯，被称为"石膏先生"。他认为石膏性微寒，故凉而能散，可解肌透表，若外感实热用之，则直胜金丹，比如瘟疹、咽痛、大头温等[1]。相传温病大家叶天士和薛雪还因此方有一段故事。叶、薛两人关系不睦，不相往来。有一次叶天士的母亲得了急症，高热不下，烦渴不解，汗流不止，叶氏不敢给母亲下重药。薛雪知道后说"此乃白虎汤证，若是他人母，必敢用之"。叶天士听后给母亲用了白虎汤，果然痊愈。经此一事，二人重归于好，互相交流学术，共同推动温病学的发展。

现代研究[2]表明白虎汤对酵母致热大鼠具有解热作用，其机制可能是抑制发热大鼠致热性细胞因子的释放，方中石膏和知母协同使用能增强解热效果。

① 班文文，黎波.浅析张锡纯对白虎汤的认识[J].江西中医药，2019，50（06）：11-13.
② 孙亚丽，刘婷，吕邵娃，等.白虎汤对酵母致热大鼠解热作用的研究[J].世界中西医结合杂志，2019，14（12）：1700-1702+1706.

5.小柴胡汤

【组成】柴胡（半斤），黄芩（三两），人参（三两），半夏（洗，半升），甘草（炙）、生姜（切，各三两），大枣（掰，十二枚）。

【出处】《伤寒论》。

【方法】上七味，以水一斗二升，煮取六升，去滓，再煎取三升，温服一升，日三服。

【说明】小柴胡汤同样出自《伤寒论》，是中医十大名方之一，功效和解少阳，适用于邪犯少阳证，就是病邪在半表半里的位置，表现为寒热往来、胸胁苦满、默默不欲饮食、心烦喜呕、口苦咽干目眩等症状。通俗一点来说就是表现为身体一会儿冷、一会儿热，前胸部和两侧常感觉满闷，神情低落不思饮食，心烦常呕吐，口苦、咽喉干燥、目眩等。小柴胡汤的组成中柴胡用量最大，透泄少阳之邪又疏泄郁滞之气；黄芩清泄邪郁少阳之热，柴胡、黄芩配伍，一散一清可解少阳之邪，治病之源头。半夏、生姜两药配合降逆止呕；人参、大枣益气补脾，扶正祛邪并防止邪气内传，炙甘草可助人参和大枣扶正，还能调和诸药。这里要强调药的煎法是煎至水剩一半后要去药滓再煎，这样做一来使得药量更少，便于服用；二来使得药性更为醇和，便于清除在半表半里的病邪。关于其方名的由来，《伤寒论》中有两个以柴胡为主药的和解少阳剂，方中有人参、甘草补气和中，力量较为和缓的称小柴胡汤；而方中有大黄、枳实、芍药，药力更强且有泻下作用的称大柴胡汤。小柴胡汤临床应用非常广泛，有外感病通用方之称，但在实际运用中还是需要符合适应证，谨慎使用。

6.四逆加人参汤

【组成】甘草（炙，二两），附子（生用，去皮，一枚，破八片），干姜（一两半），人参（一两）。

【出处】《伤寒论》。

【方法】上四味，水三升，煮取一升二合，去滓。分温再服。

【说明】四逆加人参汤出自《伤寒论》少阴病篇，这篇讲的是外感病没有得到适当治疗，传内入里引起少阴阳虚证，是外感病进展到比较严重的阶段。四逆加人参汤的功用回阳救逆，益气固脱，主治阳气衰微，阴液内竭。通俗地说就是人体的阴阳两方面都到了衰竭的程度，情况危急，临床上可以见到四肢逆冷，恶寒怕冷，脉微下利等症状。四逆加人参汤是中医最常用的急救方剂，在明代江瓘的《名医类案》中就记载了这样一则医案：曹氏妻子在二月初得了伤寒病，已经八九天，请罗医生诊治，诊查病人的脉沉细而微，四肢逆冷，还伴有腹痛泄利，双目闭不上，两手常抱在腋下，昏昏沉沉想要睡觉，并且口舌干燥。这时候他马上联想到张仲景书中写的：下利清谷，急当救里，宜四逆汤。考虑到病人还存在气脱的情况，罗氏就用益气回阳固脱的方法来治疗，处方四逆汤五两，加人参一两，以及生姜十余片，连须葱白九茎煎药急服，分三次一日内服下，到了晚上泄利就停止，手足也转暖和起来，第二天出了一身大汗后，身体就慢慢恢复了。这是此方治疗外感病后期阳气虚脱的一则典型医案。

现代实验研究①证实四逆加人参汤对大鼠内毒素引起的休克有明显的保护作用，从而起到抗休克的作用。

7.五苓散

【组成】猪苓（去黑皮，十八铢），白术（十八铢），泽泻（一两六铢），茯苓（十八铢），桂枝（去皮，半两）。

【出处】《伤寒论》。

【方法】上五味为散，更于臼中杵之。白饮和方寸匕服之，日三服；多饮暖水，汗出愈。

【说明】五苓散出自《伤寒论》太阳病篇，功效利水渗湿、温阳化气，适用于伤寒太阳病之"蓄水证"，通俗地讲就是外感病引起的人体内气化不利，水液代谢异常，见到头痛发热、小便不利、烦渴欲饮，甚至一喝水就吐出，口吐涎沫等症状。五苓散的组方中泽泻、茯苓、猪苓利水渗湿；白术健脾，帮助运化水湿；桂枝温阳化气以

① 聂淑琴.四种"温里"方剂对大鼠内毒素休克的保护作用 [J].国外医学（中医中药分册），2000，22（6）：338.

助利水，同时解表散邪以祛表邪，是组方中的亮点，正所谓"病痰饮者当以温药和之"。原方用法为白饮（即米汤）调服，并多饮暖水，以助药发汗，汗出小便通利则表里双解，病乃愈。此外在《伤寒论》霍乱病篇也提到五苓散，这里的霍乱病指的不是现代的霍乱弧菌引起的烈性传染病，而是指突然发生的以吐、泻为主要表现的疾病，类似急性胃肠炎，如果出现发热口渴也是可以用五苓散治疗的。此外五苓散还可以应用于津液输布不利引起的多种水湿内停证候。五苓散被誉为温阳化气利水的第一方，加减运用主治一切水湿之证。此方由五味药组成，且有茯苓、猪苓两味利水之药，故得名五苓散。

王元飞等[1]对五苓散的药理作用进行了系统总结，包括对尿液的双向调节作用，对肾小球滤过的屏障作用，对细胞毒性脑水肿的作用等，临床应用也十分广泛。

8.射干麻黄汤

【组成】射干（十三枚），麻黄（四两），生姜（四两），细辛、紫菀、款冬花（各三两），五味子（半升），大枣（七枚），半夏（大者，洗，八枚）。

【出处】《金匮要略》。

【方法】上九味，以水一斗二升，先煮麻黄两沸，去

---

[1] 王元飞，刘舫.五苓散的现代药理实验研究与临床应用概述[J].环球中医药，2010，3（1）：70-72.

上沫，内诸药，煮取三升，分温三服。

【说明】射干麻黄汤出自张仲景《金匮要略》，此书是仲景对于伤寒病以外的各种杂病的论述。书中原文：咳而上气，喉中水鸡声，射干麻黄汤主之，讲的是咳嗽喘气，喘鸣声像是喉中有水鸡鸣叫的声音，出现这样的症状可以此方治疗。组方中麻黄宣肺散寒，射干开结消痰，为主药；细辛温肺化饮，生姜散寒行水，半夏降逆化饮，紫菀、款冬花润肺化痰，五味子收敛肺气，大枣益脾养胃，诸药配伍，共同起到宣肺散寒、化饮止咳的功效。临床上主要用于外有寒邪内有痰饮的"寒咳"，出现咳嗽咳痰，色白清稀量多，背部寒冷，气急排痰困难，喉中痰鸣较为明显的症状。也有人认为"喉中水鸡声"中水鸡是指田鸡、青蛙，发出的声音类似于哮喘的特有声音，因此此方还常用在哮喘病上。射干麻黄汤是历代治疗"寒咳"的要方，如《经方实验录》记载的经方大家曹颖甫治冯仕觉医案，《丁甘仁医案》记载的丁甘仁先生治疗闻某医案等。

现代研究[①]表明射干麻黄汤可明显改善感染后咳嗽患者临床症状，降低患者痰液中神经源性气道炎症介质水平，提高临床治疗效果，改善患者生活质量。

---

① 赵琴.射干麻黄汤治疗感染后咳嗽临床观察[J].中医药学报，2018，46（03）：96-99.

9.麻杏薏甘汤

【组成】麻黄（去节，汤泡，半两），杏仁（去皮尖，炒，十个），薏苡仁（半两），甘草（炙，一两）。

【出处】《金匮要略》。

【方法】上锉，麻豆大，每服四钱匕，水盏半，煮八分，去滓，温服，有微汗，避风。

【说明】本方在《金匮要略》中原题"麻黄杏仁薏苡甘草汤"，亦简称"麻杏苡甘汤"，与"麻杏石甘汤"一字之差，方证便完全不同。麻杏石甘汤清热宣肺，降气平喘，而麻杏薏甘汤发汗解表，祛风除湿。方中麻黄、杏仁解表宣肺，以疏散风邪；薏苡仁除湿清热；炙甘草和中，调和药性。本方是治疗外感夹湿的代表性方剂，现代亦多用于过敏性鼻炎、类风湿性关节炎、慢性湿疹等自身免疫性疾病。这里要特别介绍一下"薏苡"：历史上岭南之地多瘴气，薏苡很早便用来防治瘴气。《后汉书·马援列传》载：东汉名将马援（伏波将军）被派往交趾（今越南北部）领兵打仗，就经常吃当地的薏苡，"用能轻身省欲，以胜瘴气"。后来马援班师还朝，因为南方的薏苡比较大，品种好，就带了一车回来当作种子。马援死后，有落井下石者诬告他带回来的其实是明珠、犀角这些宝物。皇帝听后大怒，以致马援差点不能入土为安。于是有了"薏苡之谤"的典故和"薏苡明珠"的成语，指的是无端受人诽谤而蒙冤的意思。

现代研究表明，薏苡药理作用广泛，包括增强免疫、抗炎、镇痛、抗菌、抗氧化等[①]。

10.黄连解毒汤

【组成】黄连（三两），黄芩、黄柏（各二两），栀子（掰，十四枚）。

【出处】《外台秘要》。

【方法】上四味，切，以水六升，煮取二升，分二服。

【说明】本方在《肘后备急方·治伤寒时气温病门》亦有载，"治烦呕不得眠"，但未出方名，方名见于《外台秘要》引《崔氏方》。方用黄连泻心火为君，兼泻中焦之火；黄芩清肺热，泻上焦之火为臣；黄柏泻下焦之火，栀子通泻三焦之火，导热下行，合为佐使。共收泻火解毒之功，主治一切实热火毒之证，三焦热盛，症见大热烦狂，口燥咽干，目赤睛痛，错语不眠，或热病吐血、衄血、便血，甚或发斑，及痈疽疮疡。此等症状，在瘟疫病中甚为常见，故为治疫的重要方剂。清代医家喻嘉言治疗温病（含温疫）十分重视解毒，尝谓"上焦如雾，升而逐之，兼以解毒；中焦如沤，疏而逐之，兼以解毒；下焦如渎，决而

① 喻巧容，黄锁义.薏苡化学成分与药理作用研究概况[J].中国医药导报，2019,16（15）：21-24.

逐之，兼以解毒"，其解毒之法，于上、中、下三焦之病证，一以贯之。

现代药理表明，方中诸药对多种病原体有抑制作用。有研究基于网络药理学筛选出黄连解毒汤的主要活性化合物，得出其能通过多靶点、多通路治疗新型冠状病毒肺炎的结论[①]。

11.人参败毒散

【组成】柴胡（去苗）、甘草（燂）、桔梗、人参（去芦）、川芎、茯苓（去皮）、枳壳（去瓤，麸炒）、前胡（去苗，洗）、羌活（去苗）、独活（去苗）。

【出处】《太平惠民和剂局方》。

【方法】上十味，各三十两，为粗末，每服二钱，水一盏，入生姜、薄荷各少许，同煎七分，去滓，不拘时候，寒多则热服，热多则温服。

【说明】人参败毒散在《太平惠民和剂局方》列为"治伤寒"卷之第一方，排在小柴胡汤、麻黄汤等经方之前，体现了此方在外感性疾病中的重要地位。方中柴胡、前胡、羌活、独活、川芎、桔梗、枳壳、生姜、薄荷之辛散以驱逐外邪，人参、茯苓、甘草之补益以扶助正气，是外感兼虚的通用方剂，尤适于寒湿外感。古人辨不清现代

---

① 黄浪浪，王建安，徐驲，等.基于网络药理学的黄连解毒汤治疗新型冠状病毒肺炎机制研究 [J/OL]. 中药材: 1-9[2020-03-05].http://kns.cnki.net/kcms/detail/44.1286.R. 20200228.1830.008.html.

微生物学的鼻病毒、流感病毒、冠状病毒等各种病毒，但就如"治伤寒时气，头痛项强，壮热恶寒，身体烦疼，及寒壅咳嗽，鼻塞声重，风痰头痛，呕哕寒热，并皆治之"所言，无论触犯何种邪气，只要是以发热、咳嗽等为主要临床表现，都可以使用本方治之。本方去人参，加荆芥、防风，名荆防败毒散，增强了祛邪的力量。

现代研究表明，两方有解热、消炎、抗病毒等作用，多用于呼吸系统感染性疾病。新冠肺炎，根据报道年龄偏大有基础疾病的人群容易发展为重症，而本方是中医"扶正祛邪"法的代表性方剂。

12.苏合香丸

【组成】白术、青木香、乌犀屑、香附子（炒去毛）、朱砂（研，水飞）、诃黎勒（煨，去皮）、白檀香、安息香（别为末，用无灰酒一升熬膏）、沉香、麝香（研）、丁香、荜茇（各二两），龙脑（研）、苏合香油（入安息香膏内，各一两），薰陆香（别研，一两）。

【出处】《太平惠民和剂局方》。

【用法】上为细末，入研药匀，用安息香膏并炼白蜜和剂，每服旋丸如梧桐子大，早朝取井华水，温冷任意，化服四丸。老人、小儿可服一丸。温酒化服亦得。并空心服之。用蜡纸裹一丸如弹子大，绯绢袋盛，当心带之，一切邪神不敢近。

【说明】苏合香丸，唐代《外台秘要》中称"吃力伽丸"（即白术丸），宋代《苏沈良方》云："真宗朝，尝出苏合香酒赐近臣，又赐苏合香丸，自此方盛行于世……予目睹救人于将绝者，不可胜记。人家不可无此药以备急难，瘟疫时尤宜服之，避疫尤验。"本方为开窍剂中温开之代表方，以突然昏倒，不省人事，牙关紧闭，苔白，脉迟为辨证要点。方中集苏合香、安息香、麝香、龙脑（冰片）、香附、丁香、青木香、沉香、白檀香、薰陆香（乳香）等十余种香药为一方，芳香开窍，辟秽化浊，多用于疫病秽浊阻窍而致神昏者，其与"温病三宝"安宫牛黄丸、至宝丹、紫雪散的区别，前者偏于辛温走窜，故宜于秽浊夹痰蒙闭神窍的寒闭；后三者药性偏于寒凉走窜，故宜于热毒内陷心包的热闭，以此为辨。因其长于芳香辟秽，故亦可用于疫病的预防。

现代研究表明，芳香温通类药物，多具有抑制炎症因子、保护内皮细胞，以及促进新生血管的形成等作用；其性"芳香走窜"，即其药动学具有吸收快、分布广、消除迅速等特征，同时可引药上行，促进药物跨过血脑屏障，增加药物在脑内的浓度，发挥脑保护功能[①]。

---

① 熊微，冉京燕，谢雪佳，等.治疗新型冠状病毒肺炎中成药的药理作用与临床应用 [J/OL].医药导报：1-26[2020-03-05]. http://kns. cnki.net/kcms/detail/42.1293.r. 20200226. 1815 .002.html.

13.紫雪散

【组方】石膏、黄金、寒水石、磁石、滑石、犀角屑、羚羊角屑、青木香（捣碎）、沉香（捣碎）、玄参（洗，焙，捣碎，切）、升麻、甘草、丁香（捣碎）、朴硝（精者）、硝石（如缺，芒硝亦得）、麝香当门子、朱砂（飞研）。

【出处】《太平惠民和剂局方》。

【用法】石膏　黄金（一百两）　寒水石　磁石　滑石

以上四味各三斤，捣碎，水一斛，煮至四斗，去滓入下项：

犀角屑　羚羊角屑　青木香（捣碎）　沉香（捣碎，各五两）　玄参（洗，焙，捣碎）切　升麻（各一斤）　甘草（八两)丁香（捣碎，一两）

以上八味，入前药汁中，煮取一斗五升，去滓入下项：

朴硝（精者，十斤）　硝石（四斤，如缺，芒硝亦得，每升重七两七钱半）

以上二味，入前药汁中，微火上煎，柳木篦搅不住手，候有七升，木盆中半日，欲凝，入下项：

麝香当门子（研，一两二钱半）　朱砂（飞研，三两）

以上二味，入前药中，搅调令匀，寒之二日，上件药成霜雪紫色，每服一钱或二钱，用冷水调下，大人小儿临时以意加减，食后服。

【说明】紫雪散，《局方》中原名紫雪，又称紫雪丹，为开窍剂中凉开之重要方，与安宫牛黄丸、至宝丹并称为"温病三宝"。本方以高热、神昏、谵语、烦躁、抽搐、脉弦数为辨证要点。方中寒水石、石膏清热去火，除烦解渴，滑石寒能祛热，滑能开窍，引邪热从小便而去，三石合用，以退壮热而祛烦渴；羚羊角凉肝息风，清热散毒，犀角清心凉血解毒，且其气清香，寒而不遏，善透包络邪热，羚、犀并用，为治心营热炽，热盛动风之良药；麝香辛温走窜，芳香开窍，上述诸药，为方中主药。黄金、磁石、朱砂重镇安神；升麻、玄参、甘草清火解毒，其中玄参并能养阴生津，甘草兼以和胃安中；沉香、木香、丁香行气化浊，以助麝香芳香开窍；硝石、朴硝清热润燥，通便泻火，导邪热从大便而出，以上诸药，均为方中辅药。诸药配伍，除具备清热开窍的作用外，还有息风止痉的功效，对伴有惊厥、四肢抽动的高热及神昏患者特别适用。

现代研究表明，紫雪散有解热、镇静、抗惊厥等作用[1]。

14.五瘟丹

【组成】黄芩（乙庚之年为君）、黄山栀（丁壬年

① 张红梅，李长龄，郭胜昔，等.紫雪散及改良方的药效学比较 [J].中国药学杂志，1999，34（08）：529-531.

君）、黄柏（丙辛年君）、黄连（戊癸年君）、甘草（甲己年君）、香附子、紫苏。

【出处】《韩氏医通》。

【方法】此方自制，冬至日修合。黄芩、黄山栀、黄柏、黄连、甘草此五味，各随运气为君，多用一倍。余四味又与香附子、紫苏为臣，减半。上七味，皆生用，为细末，用锦纹大黄三倍，煎浓汤，去渣，熬膏，和丸如鸡子大，用朱砂、雄黄等分为衣，贴金。每用一丸，取泉水浸七碗，可服七人。凡天行瘟病去处，有力之家，合以施给，阴德无量。

【说明】五瘟丹，乃明代名医韩懋（飞霞道人）所创，载于《韩氏医通》。韩懋少时体弱，家人又多病痛，故弃儒学医，游历天下，先后得多位隐逸高人之秘传，活人无数。明正德年间，武宗朱厚照召见，语之大悦，赐号"抱一守正真人"，诏筑白云观居之，名满天下。书中"悬壶医案章"记载："戊年楚春瘟，人不相吊，予以五瘟丹投泉水，率童子分给，日起数百人。"可见此丹之效非同寻常，后世医家多有援引应用，遂成治疫名方。方中以清热解毒之黄芩、黄山栀、黄柏、黄连、甘草五味，各随年份的五运六气为君药，臣以芳香辟秽之香附、紫苏，再以荡涤脏腑之大黄煎浓汤，一起熬膏为丸，用时以水化开分服，为中医治疗湿热毒疫之简易良方。

现代药理表明，方中诸药对多种病原体有抑制作用。

15.达原饮

【组成】槟榔（二钱），厚朴（一钱），草果仁（五分），知母（一钱），芍药（一钱），黄芩（一钱），甘草（五分）。

【出处】《温疫论》。

【方法】上用水二盅，煎八分，午后温服。

【说明】明崇祯十五年（1642年）瘟疫横行吴又可创名方达原饮，载于《温疫论》（成书于1642年），用于瘟疫或疟疾邪伏膜原，憎寒壮热，每日一至三发者。吴又可指出，槟榔除岭南瘴气，厚朴破戾气，草果除伏邪，"三味协力直达其巢穴，使邪气溃败，速离膜原……以后四味，不过调和之品"。热伤津液，加知母以滋阴；热伤营气，加白芍以和血；黄芩清燥热之余；甘草为和中之用。

现代药理研究表明，达原饮中的活性化合物能通过与血管紧张素转换酶Ⅱ（ACE2）结合作用于PTGS2、HSP90AA1、ESR1等靶点调节多条信号通路，从而有可能对新冠肺炎有治疗作用[1]。

16.升降散

【组成】白僵蚕（酒炒，二钱），全蝉蜕（去土，一

---

[1] 宗阳，丁美林，贾可可，等.基于网络药理学和分子对接法探寻达原饮治疗新型冠状病毒（2019-nCoV）肺炎活性化合物的研究 [J/OL]. 中草药：1-9[2020-03-05]. http://kns.cnki.net/kcms/detail/12.1108.r.20200209.1038.002.html.

钱），广姜黄（去皮，三钱），川大黄（生，四钱）。

【出处】《伤寒瘟疫条辨》。

【方法】上为细末，合研匀，病轻者，分四次服，每服重一钱八分二厘五毫，用黄酒一盅，蜂蜜五钱，调匀冷服，中病即止；病重者，分三次服，每服重二钱四分三厘三毫，黄酒盅半，蜜七钱五分，调匀冷服；最重者，分二次服，每服重三钱六分五厘，黄酒二盅，蜜一两，调匀冷服。胎产亦不忌。炼蜜丸，名太极丸，服法同前，轻重分服，用蜜酒调匀送下。

【说明】本方以僵蚕为君，蝉蜕为臣，姜黄为佐，大黄为使，黄酒为引，蜂蜜为导，药味虽少，六法具备。此方为清代江苏名医杨栗山所传，杨氏既传承了吴又可学术思想，发展了戴天章伤寒、温病辨治的思路，力主寒温分立；又独辟蹊径，吸收了刘河间表里双解的治法，把治疗热病的"表里双解"的核心思想引入到温病学术理论体系中去，本方采用能升能降，一浮一沉的僵蚕、蝉蜕、姜黄、大黄，有升有降，交通表里，使阴平阳秘。杨栗山的升降散，据考证来源于明代宫中，被称为"内府仙方"。清朝初期官员们在灾疫发生时，将它跟赈济物资一起发放，所以又叫"陪赈散"。杨栗山用来治疗时疫大效，于是深入研究了它的机理，起名为"升降散"。抗战时日军发动细菌战引起山西鼠疫流行，当地医生也用它来治疗。是久经考验的名方。[1]

现代研究表明，升降散有抗流感病毒、调节免疫、改善肺部炎症的作用[2][3]。

17.清瘟败毒饮

【组成】生石膏（大剂六两至八两，中剂二两至四两，小剂八钱至一两二钱）、小生地（大剂六钱至一两，中剂三钱至五钱，小剂二钱至四钱）、乌犀角（现用水牛角代）（大剂六钱至八钱，中剂三钱至四钱，小剂二钱至四钱）、真川连（大剂六钱至四钱，中剂二钱至四钱，小剂一钱至钱半）、生栀子、桔梗、黄芩、知母、赤芍、玄参、连翘、竹叶、甘草、丹皮。

【出处】《疫疹一得》。

【方法】治一切火热，表里俱盛，狂躁烦心，口干咽痛，大热干呕，错语不眠，吐血衄血，热盛发斑，不论始终，以此为主，后附加减。疫症初起，恶寒发热，头痛如劈，烦躁谵妄，身热肢冷，舌刺唇焦，上呕下泄，六脉沉细而数，即用大剂；沉而数者用中剂；浮大而数者用小剂。如斑一出，即用大青叶，量加升麻四五分，引毒外

① 郑洪. 中医战疫，每个药方背后都有一段历史. 紫牛新闻微信公众号 .2020 年 2 月
② 刘培民，张鸿彩，包培蓉. 升降散抗流感病毒实验研究 [J]. 山东中医药大学学报，2001，（01）：43-45.
③ 南淑玲，徐顺富，陈许，等. 升降散对流感病毒鼠肺适应株 FM1 感染小鼠免疫功能的影响 [J]. 中药药理与临床，2016，32（05）：8-13.

透，此内化外解、浊降清升之法。治一得一，治十得十。以视升提发表而愈剧者，何不俯取刍荛之一得也。此十二经泄火之药也。斑疹虽出于胃，亦诸经之火有以助之。重用石膏直入胃经，使其敷布于十二经，退其淫热；佐以黄连、犀角、黄芩泄心肺火于上焦，丹皮、栀子、赤芍泄肝经之火，连翘、玄参解散浮游之火，生地、知母抑阳扶阴，泄其亢甚之火而救欲绝之水，桔梗、竹叶载药上行；使以甘草和胃也。此皆大寒解毒之剂，故重用石膏，先平甚者，而诸经之火自无不安矣。

【说明】清瘟败毒饮出自《疫疹一得》，是清代著名温病学家余师愚所创制的名方。本方由白虎汤、黄连解毒汤、犀角地黄汤、凉膈散等方加减化裁而成，具有清胃经邪热、泻诸经火毒、凉血透斑、滋水折火等作用，集苦寒、辛寒、咸寒诸药于一方，熔清热、败毒、滋阴诸法于一炉，故称"大寒解毒""抑阳扶阴"之剂，为余氏治疗疫疹的主要方剂。

余霖，字师愚，桐城（今安徽省桐城市）人，少年习儒，后弃儒攻医。乾隆二十九年（1764年），余师愚正客居外地，其父于家乡感染时疫，却被当地医生作伤寒误治身亡①。他在悲痛抱憾的同时，更忧心于当时治疗疫病只以伤寒立论而忽视热疫的风气，遂更加潜心钻研医籍。"清瘟败

---

① 安徽省地方志编纂委员会．人物志 [M] // 安徽省志：第 66 卷．北京：方志出版社，1999.

毒饮"即余氏为治疗时疫所创，由14味药物组成，有大、中、小剂之分，剂量系据临床用量酌定。方中生石膏一药用量极大，原方中最多可达八两，被称为"三不敢"，即医家不敢用，病家不敢服，药店也不敢卖。对此余氏认为"予因运气而悟疫症，乃胃受外来之淫热，非石膏不足以取效耳"，并表示"遇有其证辄投之，无不得心应手，数十年来，颇堪自信"，一方面足可见本方疗效显著，另一方面也说明投药是否恰当，关键在于辨证是否准确，中病便是良药。

现代研究表明，清瘟败毒饮具有解热、抗血小板聚集、降低血液黏度、抗炎、镇痛、镇静、抗菌、抗病毒、保肝、解毒、强心、利尿、增强免疫功能等药理作用，临床上可用于治疗多系统疾病，如各种急性传染病、流行性出血热、肠伤寒发热、传染性单核细胞增多症、钩端螺旋体病、SARS、暴发型流脑、流行性感冒、登革热、麻疹、慢性乙型肝炎等；各种感染性疾病，急性肝昏迷、败血症、脓毒血症、脑炎、病毒性脑炎、髋关节炎、流行性腮腺炎等，疗效显著[1]。

18.桑菊饮

【组成】杏仁（二钱），连翘（一钱五分），薄荷（八分），桑叶（二钱五分），菊花（一钱），苦梗（二钱），甘草

---

[1] 沈维艳, 王飞, 徐伟, 等. 清瘟败毒饮古今之用[J]. 黑龙江中医药, 2012, 41(06): 4-5.

（八分），苇根（二钱）。

【出处】《温病条辨》。

【方法】水二杯，煮取一杯，日二服。二三日不解，气粗似喘，燥在气分者，加石膏、知母；舌绛暮热，甚燥，邪初入营，加元参二钱、犀角一钱；在血分者，去薄荷、苇根，加麦冬、细生地、玉竹、丹皮各二钱；肺热甚加黄芩；渴者加花粉。

【说明】桑菊饮源于吴鞠通所著《温病条辨》，是治疗风温初起、表热轻症的代表方剂，亦是治疗风热犯肺之咳嗽证常用方。原文记载："太阴风温，但咳，身不甚热，微渴者，辛凉轻剂桑菊饮主之。"中医学认为，风温初起时温热病邪从口鼻而入，侵犯肺络，导致肺失清肃，出现咳嗽、发热不甚、微渴、脉浮数等症状。桑菊饮用轻量辛凉之品疏风透表，宣肺止咳，解表不伤阴，补肺不伤气，正体现了吴鞠通"肺为清虚之脏""治上焦如羽，非轻不举"的观点。

现代研究证实，桑菊饮具有抗炎、抗菌、解热、发汗、抑制肠蠕动亢进、增强免疫等多种药效学作用，临床可用于细菌感染、病毒感染、免疫力低下所致的多种疾病的治疗，且取得了良好的治疗效果[1]。

---

[1] 张保国，梁晓夏，刘庆芳.桑菊饮药效学研究及其现代临床应用 [J].中成药，2007，（12）：1813-1816.

19.银翘散

【组成】连翘（一两），银花（一两），苦桔梗（六钱），薄荷（六钱），竹叶（四钱），生甘草（五钱），芥穗（四钱），淡豆豉（五钱），牛蒡子（六钱）。

【出处】《温病条辨》。

【方法】上杵为散，每服六钱，鲜苇根汤煎，香气大出，即取服，勿过煮。肺药取轻清，过煮则味厚而入中焦矣。病重者，约二时一服，日三服，夜一服；轻者三时一服，日二服，夜一服；病不解者，作再服。

【说明】银翘散方源于《温病条辨》，是吴鞠通博采诸家之说，参合自身临证经验而创制的一首温病经典名方，颇受后世推崇，有"温病第一方"之称。原书记载银翘散主治"太阴风温、温热、温疫、冬温，但热不恶寒而渴者"，以及"太阴温病，恶风寒，服桂枝汤已，恶寒解，余病不解者"，具有清热解毒、疏散风热的功效。

本方与之前介绍的桑菊饮均为辛凉解表之剂，适用于风热侵犯肺卫之证，组成也有相似之处。但银翘散中还有荆芥、豆豉等辛散透表的药物，而且金银花、连翘用量大，并配竹叶，辛凉清解与透邪作用较强，所以被称为"辛凉平剂"，与"辛凉轻剂"之桑菊饮有所区别。

药理学研究表明，银翘散具有解热镇痛、抗炎抗过敏、抗菌抗病毒的作用①。从现代医学理论来说，风热感冒、麻疹、大叶性肺炎、急性上呼吸道感染疾病多由病毒感染引起，而银翘散中金银花、连翘、牛蒡子、荆芥、甘草均具有一定的抑制病毒作用，其中连翘对流感病毒抑制作用最强②。

20.安宫牛黄丸

【组成】牛黄（一两），郁金（一两），犀角（一两），黄连（一两），朱砂（一两），梅片（二钱五分），麝香（二钱五分），真珠（五钱），山栀（一两），雄黄（一两），金箔衣，黄芩（一两）。

【出处】《温病条辨》。

【方法】上为极细末，炼老蜜为丸，每丸一钱，金箔为衣，蜡护。脉虚者人参汤下，脉实者银花、薄荷汤下，每服一丸。大人病重体实者，日再服，甚至日三服；小儿服半丸，不知再服半丸。

【说明】安宫牛黄丸属于中医"凉开三宝"之首，出自吴鞠通《温病条辨》。所谓"凉开三宝"，即是中医开窍醒神法的三张代表方：安宫牛黄丸、紫雪丹、至宝丹，三方都有清热解毒、开窍醒神的功效，均可用于治温邪热毒

---

① 陈巧谋，黄礼杰，王炜.银翘散的临床应用与药理实验研究 [J].湖南中医药导报，2003，9（9）：37-38.

② 王文丽，王雪峰，闫丽娟，等.银翘散主要药物体外抑制流感病毒作用比较研究 [J].中华中医药学刊，2009，27（8）：1634-1636.

内陷心包，症见高热神昏谵语，甚至痉厥的热闭证。但三张方剂也有不同，安宫牛黄丸最凉，长于清热解毒，症状以高热烦躁、神昏谵语为主；紫雪凉性次之，但镇痉息风之力强，且能安神，症状以惊厥、口渴唇焦、尿赤便闭为主；至宝丹凉性又次之，但长于化浊开窍，症状多有痰盛气粗、苔黄腻、脉滑数，所谓"乒乒乓乓紫雪丹，不声不响至宝丹，稀里糊涂牛黄丸"，简单明了地概括了三方的证治特点。目前临床以安宫牛黄丸最为常用。

安宫牛黄丸由牛黄、犀角、麝香、黄连、黄芩、生栀子、朱砂、珍珠、冰片、明雄黄、郁金组成，虽药味繁多，却杂而不乱，各有发挥。中医认为，心在人体内犹如君主，心包则是心的宫殿。安宫牛黄丸长于清热豁痰、开窍安神，"安宫"二字便是形容服此方后能使心"安居其宫"，故温热病凡见高热惊厥、神昏谵语等邪逆传心包或心包热甚的症状，首先考虑安宫牛黄丸。

时至今日，由于野生动物及环境保护力度的加强以及天然药物资源的稀缺，安宫牛黄丸的配方也产生了少许变化，犀角改用水牛角浓缩粉代替，天然牛黄、天然麝香也逐渐被人工合成的牛黄、麝香所代替。

近年来，国内学者针对安宫牛黄丸的药理机制做出大量颇有成效的研究。现代药理研究证实，安宫牛黄丸具有解热、镇静、抗炎、抗惊厥等作用，能够兴奋大脑皮质，改善血脑屏障通透性，预防血栓形成，促进微血管再生并重建微循环①，降低机体氧耗，调节神经递质及神经肽，减少继发脏器损伤及全身炎症反应。近年来随着中药基础研究和中医临床实践的深入，该方的临床应用大为扩展，除去在脑出血、颅脑损伤、病毒性脑炎、中风等危急重症中的救治以外，还广泛应用于临床各科，在包括病毒性肺炎②、急性毛细支气管炎③等病症的治疗中均有显著疗效。

21.宣白承气汤

【组成】生石膏（五钱），生大黄（三钱），杏仁粉（二钱），瓜蒌皮（一钱五分）。

【出处】《温病条辨》。

【方法】水五杯，煮取二杯，先服一杯，不知再取。

【说明】宣白承气汤始见于《温病条辨》中焦篇第17条："喘促不宁，痰涎壅滞，右寸实大，肺气不降者，宣白承气汤主之"，是治疗阳明温病肺气失宣，兼见腑气不降的经典名方。中医脏腑理论认为"肺与大肠相表里"，本方便是脏腑同治、清上通下的代表方剂之一。临床上凡辨证有高热、咳喘、大便秘结不通表现的疾病均可使用本方治疗。

---

① 朱晓宇，郭胜亚，徐懿乔，等.安宫牛黄丸防止脑血管疾病作用研究 [J].药物评价研究，2017，40（8）：1067-1072.

② 孙亚红，陈钢，马国峰.安宫牛黄丸辅助利巴韦林对小儿急性重症病毒性肺炎血清降钙素原及 IgG 水平影响 [J].中国现代医生，2017，55（9）：28-34.

③ 秦瑞君.加味桑白皮汤联合安宫牛黄丸对急性毛细支气管炎患儿体征改善及生活质量的影响 [J].亚太传统医药，2018，14（3）：175-176.

东汉时张仲景创制了具有通腑泄热功效的三承气汤，吴鞠通则根据温病的发病特点，对三承气汤进行发挥，创立了包括宣白承气汤、导赤承气汤、护胃承气汤在内的一系列"承气汤类方"。本方方名中"宣白"二字，可理解为"宣通肺气"。中医藏象理论认为肺属金色白，《黄帝内经》也说："西方白色，入通于肺，开窍于鼻，藏精于肺。"

现代中药药理研究证实，宣白承气汤能消炎、抗过敏、减少内毒素的吸收以降低其对肺脏的损害[1]；组成中的石膏、大黄、杏仁、瓜蒌等药物具有解热、抗炎、抗感染、解痉、增强免疫以及改善微循环等作用[2]。临床上宣白承气汤广泛应用于支气管炎、肺炎、哮喘、急性上呼吸道感染等肺系常见病、多发病。

22.甘露消毒丹

【组成】飞滑石（十五两），淡黄芩（十两），茵陈（十一两），藿香（四两），连翘（四两），石菖蒲（六两），白蔻（四两），薄荷（四两），木通（五两），射干（四两），川贝母（五两）。

【出处】《续名医类案》。

【方法】生晒研末，每服三钱，开水调下。或神面糊

---

① 李丁蕾.宣白承气汤加减治疗慢性阻塞性肺疾病的临床研究 [D].沈阳：辽宁中医药大学，2009.

② 孙文燕.中药药理学 [M].北京：中国医药科技出版社，2013：97-98，118-121，227-229.

丸如弹子大，开水化服亦可。

【说明】甘露消毒丹为温病名方，传为叶天士所制，最早记载于清代魏之琇《续名医类案·卷五·疫证》："雍正癸丑，疫气流行，抚吴使者，嘱叶天士制方救之。叶曰：时毒疠气，必应司天，癸丑湿土气化运行，后天太阳寒水，湿寒合德，挟中运之火，流行气交，阳光不治，疫气大行。故凡人之脾胃虚者，乃应其疠气，邪从口鼻皮毛而入。病从湿化者，发热目黄，胸满，丹疹泄泻，当察其舌色，或淡白，或舌心干焦者，湿邪犹在气分，甘露消毒丹治之。"

甘露消毒丹的病机关键在于湿、热、毒邪壅滞，全方用药围绕病机宣透与导下、升浮与沉降并用，着眼于给邪以出路，恢复三焦气机的正常运行。从方剂组成上看，方中药物分明以苦味为主，方名中"甘露"二字应作何解？其实这与制方背景有关，当时温疫大规模流行，叶天士受命制方，救百姓于危亡，犹如天降甘露，遂以"甘露"命名。本方另有一名"普济解毒丹"，"普济"有"普度众生"之意[1]，足见本方功效卓著，活人无数。

现代研究表明，甘露消毒丹具有抗炎、抗病毒、抗肝纤维化及保肝利胆、调节免疫、调节血脂、调整胃肠功能

---

① 刘光华，王贵帮，杨慧，等.甘露消毒丹制方特点探微[J].四川中医，2017，35(11)：32-35.

等作用，目前临床主要用于手足口病①、支原体肺炎②、流行性感冒③、肝炎④、腮腺炎⑤等病毒感染性疾病的治疗。

23.解毒活血汤

【组成】连翘（二钱），葛根（二钱），柴胡（三钱），当归（二钱），生地（五钱），赤芍（三钱），桃仁（研，八钱），红花（五钱），枳壳（一钱），甘草（二钱）。

【来源】《医林改错》。

【用法】水煎服。

【说明】解毒活血汤出自王清任《医林改错》，用治道光元年（1821年)在北京流行的霍乱（即弓型弧菌引起的霍乱）。王清任认为霍乱是"瘟毒自鼻入气管，由气管达于血管，将气血凝结，壅塞津门，水不得出，故上吐下泻"，因而用解毒活血汤"活其血，解其毒"。

光绪十九年（1893年），华南地区发生了严重的鼠疫大流行，在疫情初期，广东中医罗芝园亲入疫区，反复观察病情，发现鼠疫的病因病机与霍乱相似，"热毒自气管达于

---

① 王善庆.匹多莫德联合甘露消毒丹治疗小儿手足口病31例[J].中国临床研究，2013，26（8）：854-855.

② 曹松霞.农本方甘露消毒丹辅助治疗小儿肺炎支原体感染临床观察[J].湖北中医杂志，2012，34（2）：5-6.

③ 毕岩.甘露消毒丹对H1N1流感病毒感染小鼠细胞因子的影响[J].中华中医药杂志，2014，29（12）：3950-3953.

④ 夏俊.甘露消毒丹加减与西药联用方案治疗慢性乙型肝炎的临床疗效观察[J].四川医学，2013，34（1）：132-134.

⑤ 李文泰.甘露消毒丹对流行性腮腺炎的防治作用[J].临床医学研究与实践，2016，1（4）：57.

血管，将气血凝结，壅塞不行，恰与此症合。观其制方，则解血毒，清血热，活血瘀，亦恰与此症合"，故沿用王清任解毒活血汤，随证加减并采用特殊给药法，活人无数。第二年疫情复炽，再用原方竟无效，罗氏发现疫毒较前更重，于是全方加倍用量，最后"尚救九成有余"[①]。"高州石城罗君芝园，光绪十七年，始从《医林改错》得解毒活血汤一方，移治此症，救活多人，著为《鼠疫汇编》，远近传送。"[②]

解毒活血汤全方由两类药物组成，一类为连翘、葛根、柴胡等清热解毒药，清瘟败毒，发散邪气兼能养阴增液；另一类为桃仁、红花、枳壳等行气活血药，活血养血，行气散邪，促使邪气迅速由营血分向外排解。

现代药理研究证实，清热解毒药有抗细菌、抗病毒、抗炎、降酶的作用，而行气活血药物则能改善微循环，降低毛细血管通透性，消除炎症，提高机体免疫功能，促进传染性疾病的恢复[③]。目前解毒活血汤常用于消化道传染病、肾衰竭等病症的临床治疗。

24.藿朴夏苓汤

【组成】藿香、厚朴、半夏、赤苓、杏仁、苡仁、白

---

① 郑洪.中医战疫，每个药方背后都有一段历史.紫牛新闻微信公众号.2020 年 2 月
② 黎佩兰.时症良方释疑·辨证.刻本.肇城景福局刊，1901（清光绪辛丑）
③ 李怀民.解毒活血汤临证新用 [J].实用中医内科杂志，2006，(04)：402-403.

蔻仁、猪苓、豆豉、泽泻。

【出处】首载于《医原·湿气论》，方名及剂量首见于《重订广温热论》，用法出自《湿温时疫治疗法》。

【用法】水煎温服。

【说明】藿朴夏苓汤为治疗湿温病初起，湿重于热的常用方，脱胎于藿香正气散（藿香、厚朴、半夏、茯苓、大腹皮、白芷、紫苏、白术、陈皮、桔梗、甘草），全方用药照顾到了上、中、下三焦，以燥湿芳化为主，开宣肺气，淡渗利湿为辅，与另一张温病名方三仁汤的结构略同，但疏表利湿的功效更胜一筹。

现代研究认为，藿朴夏苓汤可能通过抑制炎症细胞因子的生成，减轻炎症反应，发挥清除温病湿热致病因子的作用[1]。本方虽原以治疗湿温为主，但近年来随着临床实践的深入和经验的总结，在临床上的应用范围有所扩大，常用于内、妇、儿、皮肤各科，其中以脾胃湿热型胃炎，风热夹湿型感冒、湿浊内蕴型消渴、气滞湿阻型腹痛、痰湿阻络型胁痛、湿热中阻型呃逆、脾虚湿盛型盗汗和甲硝唑药物反应的治疗效果尤其显著。藿朴夏苓汤的现代临床应用扩展很好地体现了中医"异病同治"的治疗原则[2]。

---

① 阙铁生，常丽萍，吕军影，等.加味藿朴夏苓汤对温病湿热证大鼠模型血清 TNF-α、IL-10 及血脂代谢的影响 [J].广西医科大学学报，2012，29（02）：197-200.

② 李曙光，常丽萍，吕军影，等.藿朴夏苓汤文献回顾与研究 [J].实用中医内科杂志，2011，25（11）：3-4+6.

25.连朴饮

【组方】制川朴（二钱），川连（姜汁炒）、石菖蒲、制半夏（各一钱），香豉（炒）、焦栀（各三钱），芦根（二两）。

【出处】《随息居重订霍乱论·药方篇》。

【用法】水煎温服。

【说明】连朴饮为清代名医王孟英的代表方，主治湿热蕴伏而霍乱，兼能行气涤痰。方中厚朴行气化湿，配黄连之清热燥湿，半夏之和胃降逆，复参山栀、豆豉之清宣胸脘郁热，更入芦根清热渗湿，和胃止呕。用菖蒲者，以其功擅芳香化浊，醒胃悦脾故也。因本方作用偏于清热，故宜用于湿热而致的多种病证，临床辨证为热重于湿者。

现代药理研究表明，王氏连朴饮为主方的温病经典方在治疗大鼠湿热症状上具有可靠疗效，尤其在改善大鼠进食饮水减少，大便稀软，口角眼角分泌物增多等方面有显著成效。[1]

四、食疗辟疫

中华民族自古就有"寓医于食""药食同源"之说，

---

[1] 王雪峰，韩雪梅，任存霞，等.王氏连朴饮加滑石、黄芩；茵达日—4味汤对温病湿热模型、炎性反应因子 IL—1β、IL—6、TNF—α 的影响 J.世界中医药，2014，（11）：1524-1527

"食疗"顾名思义，即是以膳食作为防治疾病的手段，是一种兼有药物功效和食品美味的特殊膳食。历代防治疫病方法中饮食辟疫也是常用手段之一，千百年来，在防疫自救及邻里互助中发挥出一定作用，因其取材容易、配方简单、操作易行、价格低廉等特点，受到历代医家的推崇和民众的好评。现将历代辟疫常用食疗方法择要介绍如下。

1.绿糖饮

【组成】绿豆、白糖（适量）。

【方法】将绿豆煮浓汤，盛出加白糖，可代茶饮，绿豆连皮吃，冷热均可。

【说明】绿豆性虽清凉却不寒苦，善于解毒退热，除烦止渴，并可利尿，治疗瘟疫尤为适宜，因其作用多在皮，服时切勿弃之；另加入白糖，既能解毒，又可凉散。该配方性味平和，辟疫防疫、疫病初终均可服食，又无明显禁忌证，故刘奎《松峰说疫》称此为"治瘟疫之良剂"。

2.姜粥

【组成】生姜、大米（适量）。

【方法】同煮粥。

【说明】《本草纲目》记载："姜粥，温中，辟恶气。"李时珍曰："姜，辛而不荤，去邪辟恶，生啖熟食，醋、酱、糟、盐、蜜煎调和，无不宜之。可蔬可和，可果可药，其利博矣。"民间也多流传着"家备生姜，小病不慌""每天三片姜，不劳医生开处方"等赞姜谚语，可见姜的保健作用在我国有口皆碑，其食疗功效及民间认可均非同一般。现代研究表明，姜中含有姜辣素、姜油酮、姜醋、姜醇、抗坏血酸、胡萝卜素、维生素C、纤维素、蛋白质等，具有解表散寒、温中发汗、解毒止呕的功效。

3.姜糖饮

【组成】黄砂糖（或黑砂糖）、生姜汁各一杯。

【方法】开水一大杯调匀，趁热喝。

【说明】砂糖即红糖，来源于禾本科植物甘蔗茎中的液汁，经炼制而成，因其制糖过程中除杂质的程度不同而有赤色深浅之别。清代鲍相璈《验方新编》中载："黄砂糖一杯，生姜自然汁一杯，用白滚水一大杯调匀，乘热急服，盖被出汗即愈。四时瘟疫皆治。"清代《救生集》亦有"四时瘟疫，黑砂糖、姜汁、滚水各一盅，同搅匀，令病人乘热服，即增寒热发汗而愈"的相关记载。《本草纲目》称"砂糖性温，出于蔗浆，故不宜多食"，故使用时应注意其摄入量。

4.五辛辟瘟法

【组成】蒜、韭、薤、葱、姜（适量）。

【方法】可常食用。

【说明】自古以来，就有元旦（古之元旦即为春节，指农历正月初一）和立春前后食用"五辛"的风俗。历代医籍中多有食用"五辛"辟疫之说，早在《本草纲目》中就可见食之"迎新""辟疫"的相关记载，清代叶盛《证治合参》谓"凡瘟疫传染，皆病气为之也"，所列预防措施包括"保精养神，清心寡欲，多食五辛以辟恶气，或多烧苍术以除秽氛"，并评价"俱是良法"。根据中医学阴阳平衡的理论，新春是人体内部阳气开始向外散发，阴气内敛的时节，此时需除旧布新，祛邪扶正，五辛以其特殊性味，既可以帮助人体阳气正常升发，还能帮助胃肠做清洁工作，对身体健康十分重要。

5.避瘟方

【组成】赤小豆（或大豆或黑豆）（适量）。

【方法】赤小豆（或大豆或黑豆）放水中浸泡一晚取出，每日饮所浸之水，或可食豆。

【说明】食用豆类在我国历史悠久，多数豆类性平，味甘，普遍含有优质蛋白、碳水化合物、维生素及微量元素，对人体免疫力的提高很有帮助。将各类"豆"投入水中浸泡用于瘟疫的预防亦由来已久。葛洪《肘后备急方》中所载"新布囊贮之，置井中三日出，举家男服十枚，女服二十枚"，即是将赤小豆浸泡后食之辟瘟；孙思邈《备急千金要方》载："治温令不相染方：新布袋盛大豆一升，纳

井中一宿出，服七枚。"《本草纲目》载："赤小豆，除夕
正月朔望投井中，辟瘟病。正月七日，囊盛置井中，三日
取出，男吞七粒，女吞二七，一年无病。元旦向东吞三七
粒，一年无疫。"鲍相璈《验方新编》载："五更时投黑豆
一大握于井中，勿使人见，凡饮水家俱无传染。若食河水
之处，各家于每日清晨投黑豆一撮于水缸内，全家无恙。"
此外，又有刘奎《松峰说疫》"以赤小豆、糯米，浸水缸
中，每日取水用""以贯众浸水用之，或苍术浸水用"等。
从众多古籍记载可知将药（食）物放入水缸或水井后再食
（饮）用是古代辟疫的常用方法，现代虽已无井可投，但
水浸的方法仍可改良效仿。

6.黑大豆汤

【组成】黑大豆（300克），甘草（5克）。

【方法】煎汁频饮。

【说明】这是温病大家王孟英《随息居饮食谱》中所
记载的一张饮食辟疫方，称它有"辟疫稀痘，解诸药毒"
的作用。其实，早在唐代孟诜等人编撰的《食疗本草》中
就有提及黑大豆"若和甘草煮汤饮之，去一切热毒气"。
黑大豆具有活血利水，祛风解毒的功效，而甘草是一味常
用之中药，具有补脾益气、清热解毒、祛痰止咳、调和诸
药的作用。据现代药理研究证实，黑大豆与甘草均具有
抗病毒的作用，所以在疫病流行期间，可以食用本汤而预

防之。

7.芜菁汁

【组成】芜菁（适量）。

【方法】绞汁饮，或煮水喝。

【说明】芜菁，又称蔓菁、圆根、圆菜头、盘菜、诸葛菜，是秋冬季节和春节前后蔬菜市场上的一种重要品种，其肉质根中含有大量的维生素和矿物质。其味甘、辛、苦，性温。入胃、肝、肾经。具有开胃消食、下气宽中、止咳化痰、利湿解毒等功效。芜菁汁在瘟疫预防中的作用也曾为历代医家认可，《本草纲目》记载："蔓菁立春后庚子日，饮汁，一年免时疾。"又有《验方新编》载："立春后庚子日，煮蔓青汁。不拘多少，举家大小人温服，可免时疫。"

8.豆豉辟瘟法

【组成】豆豉、大米（适量）。

【方法】将豆豉、大米（最好为新米）放入酒中浸泡，经常服食。

【说明】此为葛洪《肘后备急方》中"断温病，令不相染之方"。豆豉，为豆科植物大豆的成熟种子的发酵加工品，属于药食同源之品，其性苦、寒，归肺、胃经，具有解表、除烦、宣郁、解毒之功效。《本经疏证》谓："豆豉治烦躁满闷，非特由于伤寒头痛寒热者可用，即由于瘴气恶毒者亦可用"。且历代所用辟瘟方均有"术、豉等分，酒渍服之妙"的使用记载，《本草汇言》更称其为"治天行时疾，疫疠瘟瘴之药也"。

9.马齿苋辟瘟方

【组成】马齿苋（适量）。

【方法】采摘当季马齿苋将其晒干保存，春节时煮熟，加盐、醋腌制后食用。

【说明】马齿苋属药食同源之品，性寒，味酸，夏秋两季可割取全草，鲜用或开水稍烫后晒干，具有清热解毒、凉血止血、止痢的功效。早在《本草纲目》即有"马齿苋，元旦食之，解疫气"的记载；《验方新编》谓："六月六日采马齿苋晒干收藏，于元旦日煮熟，盐醋腌食，一年可免时疫。"

10.天门冬膏

【组成】天门冬、白蜜（适量）。

【方法】天门冬以水浸泡，去皮去心，捣碎加白蜜，慢火熬成膏，早晚各一次，每次食用一勺。

【说明】该方载于《本草纲目》："天门冬膏，去积聚风痰癫疾，三虫伏尸，除瘟疫，轻身益气，令人不饥，延年不老。"天门冬为药食两用之品，其性寒，味甘、苦，无毒，含皂苷、多糖、氨基酸等有效成分，具有滋阴润燥、清热解毒等作用，《神农本草经》称其"久服轻身，益气延年"，现代研究也认为，长期服用天门冬可提高人体免疫力。白蜜更为营养佳品，在历代中医药防治疾病中均较常用，具补虚润肺、调补脾胃、润肤生肌、解毒等功效。

五、灸疗固正

灸法是以艾作为原料进行燃烧刺激人体特定部位或穴位进行养生和治病的方法。灸法用于防病保健，在我国已有悠久的历史和丰富的经验。宋代窦材《扁鹊心书》中说："人于无病时，常灸关元、气海、命门、中脘，虽未得长生，亦可保百余年寿矣。"唐代医家孙思邈在《备急千金要方》中载："凡入吴蜀地游宦，体上常须两三处灸之，勿令疮暂瘥，则瘴疠温疟毒气不能着人也"，说的就是灸法可以预防传染病。现代临床和实验研究表明，针灸可调节人体免疫功能，具有抗炎、抗感染的作用，在传染病的防治中起到了较好作用。

下面就介绍几个适用于家庭保健灸法的常用穴位及具体方法。

1.足三里穴

【定位】位于小腿前外侧，外膝眼下3寸（3寸即4个手

指并拢的宽度），胫骨前缘旁开1横指。（图1）

【方法】艾灸时应选择舒适体位，肌肉放松，充分暴露施灸部位，保持房间温暖，谨防受凉、受风。将艾条点燃后，距离足三里穴2~3厘米进行熏灸，艾条应不停转动，以局部皮肤有红晕和温热舒适感为度。每次熏灸10~15分钟，每日施灸1次。注意年老等反应迟钝或局部感觉减退的人切勿施灸过量，避免烫伤，施灸过程中防止艾火烧伤衣物、被褥，灸治结束必须将艾条彻底熄灭，防止发生火灾。

【说明】足三里穴是养生保健的要穴，有提高人体抗病能力的作用。灸足三里有补益脾胃、调和气血、扶正培元的功效。

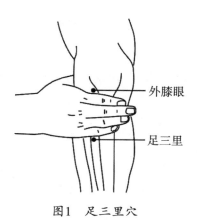

图1　足三里穴

2.大椎穴

【定位】位于人体后正中线上，第7颈椎棘突下凹陷处。（图2）低头时，颈后与肩膀平处，会出现一个高突，即第7颈椎棘突，其下即大椎穴。有的人会出现两个高突，最大的、会活动的是第7颈椎棘突。

【方法】熏灸方法同足三里穴。

【说明】大椎穴为保健灸之要穴，常用于呼吸系统疾病的预防。灸之有解表通阳、疏风散寒、清脑宁神的功效。

3.风门穴

【定位】位于第2胸椎棘突下，后正中线旁开1.5寸处。（图2）

【方法】熏灸方法同足三里穴。

【说明】灸风门穴有宣通肺气、疏散风邪、调理气机的功效。主要用于防治感冒和呼吸系统疾病。日本民间现在还保持着十七八岁少年灸风门以预防感冒的习俗。

4.肺俞穴

【定位】位于风门穴直下，第3胸椎棘突下，旁开1.5寸处。（图2）

【方法】熏灸方法同足三里穴。

【说明】肺俞穴是肺气转输、输注之处，为治疗肺脏疾病的重要腧穴，故名。肺俞与风门配伍，灸之加强宣肺止咳、强健肺气的功效。主要用于防治感冒和呼吸系统疾病。

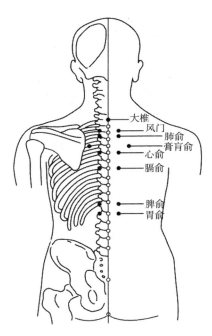

图2 大椎穴、风门穴、肺俞穴

5.中脘穴

【定位】位于上腹部，脐中上4寸，前正中线上。（图3）

【方法】熏灸方法同足三里穴。

【说明】中脘穴是人体任脉上的主要穴位之一，对于沟通脾胃有重要作用，为治疗消化系统疾病的第一要穴，灸之有消食导滞、健脾和胃的作用。

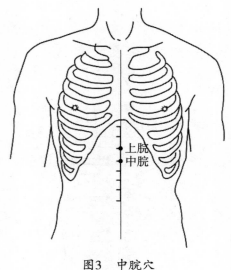

图3　中脘穴

6.神阙穴

【定位】即肚脐中央。（图4）

【方法】熏灸方法同足三里穴。孕妇下腹部穴位避免艾灸。

【说明】灸之有温补元阳、调补脾胃之功效。在此穴施灸可养生保健，延年益寿，特别适合阳气虚弱、肢寒怕冷者。

7.气海穴

【定位】位于肚脐直下1.5寸处。（图4）

【方法】熏灸方法同足三里穴。孕妇下腹部穴位避免艾灸。

【说明】灸之有调理脾胃、培补元气、益肾固精的作用。气海穴是保健灸的要穴。

8.关元穴

【定位】位于肚脐直下3寸处。（图4）

【方法】熏灸方法同足三里穴。孕妇下腹部穴位避免艾灸。

【说明】灸之有通调冲任、调理气血、温肾固精、补气温阳的作用。

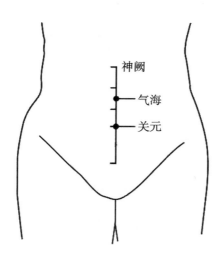

图4 神阙穴、气海穴、关元穴

9.涌泉穴

【定位】位于屈足卷趾时足心的凹陷处。（图5）当足底第2、3趾蹼缘与足跟连线的前1/3与后2/3交点处。

【方法】熏灸方法同足三里穴。

【说明】灸之有安神益精、保健长寿的作用。涌泉穴是老年人保健灸的要穴。

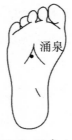

图5　涌泉穴

疫病流行时期，以上保健灸法能提高人体免疫能力，增强体质，抵抗病毒的入侵。应用时可以根据自身情况酌情选择一个或几个穴位熏灸。

六、针灸干预

在新冠肺炎的治疗中，中医针灸积极参与防治起到较好的效果，中国针灸学会《新型冠状病毒肺炎针灸干预的指导意见（第二版）》指出，在临床治疗期可以针药并用，发挥针灸协同作用，在恢复期患者的康复中更能发挥针灸的核心作用。以下为医学观察期和临床治疗期的针刺方法，原文摘录以供针灸临床人员参考。

1.医学观察期（疑似病例）

【主穴】

（1）风门、肺俞、脾俞；

（2）合谷、曲池、尺泽、鱼际；

（3）气海、足三里、三阴交；

每次每组穴位可选择1～2穴使用。

【配穴】

兼发热、咽干、干咳：配大椎、天突、孔最；

兼呕恶、便溏、舌胖苔腻、脉濡：配中脘、天枢、丰隆；

兼疲乏无力、食欲不振：配中脘、脐周四穴（脐中上下左右各旁开1寸）、脾俞；

兼流清涕、肩背酸楚、舌淡苔白、脉缓：配天柱、风门、大椎。

【说明】风门为足太阳与督脉交会穴，肺俞、脾俞属于特定穴的背俞穴，背俞穴为五脏六腑之经气输注于背部的特定穴位，具有调节脏腑功能的作用。《素问·长刺节论》中言"迫脏刺背，背俞也"，是说明背俞穴对于五脏病针刺具有直接作用；《素问·阴阳应象大论》中言"阴病治阳"，也说明五脏有病可以取相应的背俞穴进行治疗。尺泽、鱼际、合谷、曲池为手太阴肺经穴和手阳明大肠经穴，取表里经配伍，主治肺系疾病之意。气海、足三里、三阴交，取扶正穴，扶正祛邪。针灸对症治疗也有明显的优势，要随症灵活加减取穴。

2.临床治疗期（确诊病例）

【主穴】

（1）合谷、太冲、天突、尺泽、孔最、足三里、三阴交；

（2）大杼、风门、肺俞、心俞、膈俞；

（3）中府、膻中、气海、关元、中脘；

轻型、普通型每次在（1）（2）组主穴中各选2~3穴；重型患者在（3）组主穴中选2~3穴。

【配穴】

发热不退：加大椎、曲池；或十宣、耳尖放血；

胸闷气短：加内关、列缺；或巨阙、期门、照海；

咳嗽咳痰：加列缺、丰隆、定喘；

腹泻便溏：加天枢、上巨虚；

兼咳吐黄痰、黏痰，便秘：加天突、支沟、天枢、丰隆；

兼低热或身热不扬，或未热，呕恶，便溏，舌质淡或淡红，苔白或白腻：加肺俞、天枢、腹结、内关。

以上各期，建议根据病情宜针则针，宜灸则灸，或针灸合用，或配合穴位贴敷、耳针、穴位注射、刮痧、小儿推拿、穴位按摩等。

针刺平补平泻，每穴留针20～30分钟；艾灸，每穴灸10～15分钟。每天治疗1次。具体操作请参照国家标准"针灸技术操作规范"以及临床经验实施。

【说明】合谷、太冲为传统的四关穴，"开四关"出自金元时代针灸医家窦汉卿的《标幽赋》"寒热痹痛，开四关而已之"，明代针灸医家徐凤在《针灸大全》中注曰："寒者，身作颤而发寒也；热者，身作潮而发热也；痛，疼痛也；痹，麻木也。四关者，五脏有六腑，六腑有十二原，十二原出于四关，太冲、合谷是也。"开四关成为固定配伍，四关穴即合谷、太冲。关，即门户，是关卡，是一个通行的地方，首先是气之关，是气之门户。合谷属阳明，太冲属于厥阴，四关正好适合了厥阴与阳明的升降属性，主机体的左升右降，可以交通上下阴阳，使天地泰身体安康。天突位于胸骨上窝正中凹陷处，穴后有气管，穴下有肺，为任脉与阴维脉交会穴，针刺可以明显改善气道的阻力。

尺泽、孔最为手太阴肺经合穴与郄穴，主治肺脏疾病，可明显改善咳嗽、气喘等症状。足三里为足阳明胃经合穴、下合穴，为本经脉气所入，具有健脾和胃、化痰止咳、降气平喘、疏通经络、调和气血、和胃安眠、强体健身之功；三阴交为足太阴脾经腧穴，是足三阴经之交会穴，有补脾胃、助运化、利水湿、疏下焦、理肝肾之效。轻、中症可选用八会穴的骨会大杼，足太阳与督脉交会穴风门穴，八会穴的血会膈俞穴，对应肺和心的背俞穴，均可改善胸闷、气急，咳嗽、气喘等症。重症可选用中府、膻中、气海、关元、中脘等穴，为特定穴的募穴，是脏腑之气输注于胸腹部的腧穴。十二募穴在胸腹部的位置，与相关脏腑在体内的位置大致对应。募穴可治疗相关脏腑证，尤多用于治疗六腑病症，常与背俞穴配合使用。

七、其他方法

1.导引术

【出处】《诸病源候论》。

【方法】①采用坐姿或卧姿，身体放松。②心中逐一默想心脏为红色，肝脏为青色，肺脏为白色，脾脏为黄色，肾脏为黑色。③上述方法熟练后，默想五色在身体周围环绕。

【说明】导引一词始见于《庄子·刻意》，指为了强身健体、祛病延年，而进行的肢体形成了以主动自身肢体运动为主，辅之以呼吸、意念调节三者合一的传统养生方法。包括引体、导气、按摩、叩齿、漱咽、存想等。起源于秦朝以前，而后经过历代发展，内容越来越丰富，其中在预防疫病方面也有记载。《诸病源候论·卷之十·疫疠病诸候》载有导引术。延年之道，存念心气赤，肝气青，肺气白，脾气黄，肾气黑，出周其身，又兼辟邪鬼。欲辟却众邪百鬼，常存心为炎火如斗，煌煌光明，则百邪不敢干之。可以入温疫之中。祛邪延年，适用于疫疠病候。现代研究显示传统导引术具有改善心境状态及焦虑水平的作用，在防病治病方面具有一定的优势与特色。[1][2]

2.敷贴疗法

【出处】中国针灸学会《新型冠状病毒肺炎针灸干预的指导意见（第二版）》。

【方法】用灸热贴或代温灸膏等敷贴足三里、内关、气海、关元、肺俞、风门、脾俞、大椎等穴。

【说明】居家自我针灸干预方法，包括穴位敷贴疗法。此法是在中医理论指导下，在人体一定的穴位上贴敷药物，通过药物的经皮吸收，刺激局部经络穴位，激发全身经气，以预防和治疗疾病的一种外治方法，其中采用带有刺激性的药物，贴敷穴位引起局部发疱，甚至化脓，中医学称之为"灸疮"。这种特殊的穴位贴敷方法，称为"天灸"或"发疱疗法"。方中足三里、气海、关元、肺俞、风门、大椎在前面的灸疗固正篇中已有介绍，下面介绍内关及脾俞的取穴：取内关时，手掌向上，掌后第一横纹正中上2寸，两条大筋之间（图6）；脾俞在背部，当第11胸椎棘

① 马振磊，王宾，席饼嗣.健身气功·马王堆导引术锻炼对中老年女性心境状态及焦虑水平的影响[J].中国老年学杂志，2016，36（13）：3248-3249.
② 于杰，孙忠人，常惟智，等.导引术作用机制及临床应用[J].山东中医药大学学报，2016，40（2）：105-109.

突下，旁开1.5寸（图2）。

如将药物贴敷于神阙穴，通过脐部吸收或刺激脐部以防治疾病时又称"敷脐法"或"脐疗"。穴位贴敷是中医常用的外治疗法之一，除能使药力直达病灶而发挥作用外，还可使药性通过皮毛腠理而由表及里，循经络传至脏腑，以调节脏腑气血阴阳，扶正祛邪，从而达到标本兼治的效果。

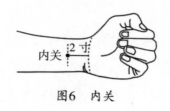

图6　内关

3.经穴推拿

【出处】中国针灸学会《新型冠状病毒肺炎针灸干预的指导意见（第二版）》。

【方法】采用点法、揉法、按法，或揉按、拍打、叩击上肢肺经（图7）、心经（图8）及膝以下脾经（图9）、胃经（图10）穴位。每次操作15～20分钟，以局部有酸胀感为宜。

【说明】运用点法、揉法、按法，或揉按、拍打、叩击拍打手法刺激患者的经络特定部位上，通过震动波的形式作用在十二经络和十二皮部上，能改善人体血液循环，促进新陈代谢，增强人体免疫功能。中医学认为，经络推拿、拍打疗法可疏通经络、活跃气血、消除疲劳、解痉镇痛、增进健康、防治疾病。

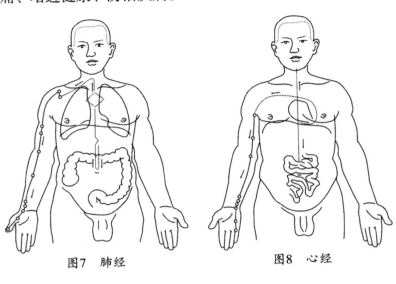

图7　肺经　　　　　　图8　心经

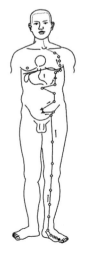

图9　脾经

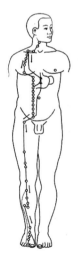

图10　胃经

4.足浴熏洗

【出处】中国针灸学会《新型冠状病毒肺炎针灸干预的指导意见（第二版）》。

【组方】荆芥、艾叶、薄荷、鱼腥草、大青叶、佩兰、石菖蒲、辣蓼草、郁金、丁香（各15克），冰片（3克）。

【方法】可精选疏风清热祛邪的中药泡足，将上述中药熬成药汁倒入足浴盆中，加适量温水，水温38~45℃，泡足30分钟左右。

【说明】足部是足三阳经和足三阴经交接之处，分布有许多重要穴位，如涌泉、大敦、太冲、太白、行间、太溪、昆仑、照海等。因此，经常用温水浴足，反复按摩双足，再配合具有温经、活血或清热祛邪作用的中药泡足，不仅能保护足部，而且能改善微循环，调整脏腑功能，防治疾病。

第四章　疫后康复

一、瘥后防复

《黄帝内经》"上工不治已病治未病"的理念，现代人解释其内容主要包括"未病先防，已病防变，瘥后防复"三个方面，其中"瘥后防复"是指大病初愈至完全恢复的一个阶段，要注意病情的反复。

大家都知道，疾病初愈，气血津液尚不足，脏腑尤其是脾胃消化功能未能复原，当此之时如果忽视调养，就会引起病情反复，或滋生他病，危害非浅。《素问·热论》说"病热少愈，食肉则复，多食则遗，此其禁也"，从禁忌方面强调热病初愈应少食及清淡为宜，以防食复或病遗。

关于"防复"，吴又可在《温疫论》中提出"三复"理论，一是劳复，指疫病初愈，因过劳而复发；二是食复，指疫病瘥后，因饮食不节，过饥或过饱，造成病情反复；三是自复，指不明原因病情复发者。叶天士更明确指出，温病初愈，往往"灰中有火"，要特别警惕死灰复燃，病情反复。

前文提到，清代山东名医刘奎《松峰说疫》把疫病分为"温疫、寒疫、杂疫"三种，发前人所未发，在《松峰说疫·卷之二·论治·瘟疫统治八法·宜忌》中提出愈后宜忌：不可恼怒，食莫过饱，尤忌鱼肉，忌房事，忌劳心力。愈后半月，不可食韭（食即发），忌饮烧酒，陆路不可坐车（震动之，病增剧，不救。当宜静，不宜动）。愈后浴冷水，损心包。

在《松峰说疫·卷之二·论治·瘟疫统治八法·善后》中提到"防三复"：防食复，也就是防止饮食过饱；防气复，也就是防止恼怒；防劳复，劳复包括因为筋骨疲劳而病情复发，防女劳复，是指病后身体尚未恢复，却因为房室过早或过度，也会引起病情反复。"谨三忽"，是指病人康复过程中，比较容易忽视的细节，跟"防三复"也是同理，一是淫欲，凡人房事，必撮周身之精华以泄，气血未充，七日未能来复，欲事频数，势必积损成劳，羸损寿。二是劳顿，或远行或作苦，疲弊筋力，当时不觉，将来肢体解，未老先衰，其苦有莫可名言者。二是忍饥，愈后凡有觉饿，必得稍食，万毋强耐，过时反不欲食，强食亦不能化，是饥时既伤于前，强食又伤于后，中州败而肺金损，则劳嗽，脾胃之病成矣。三者人多忽之，故不可不谨。

2003年有文献报道48例治愈的SARS病人，有很长一段时间表现为咳嗽气短、乏力心悸、汗多失眠等症状，学者研究认为，SARS恢复期余邪未尽、气阴未复，在出院后要注意保持饮食清淡，切忌厚味重浊。疫病尤禁妄补，可以适当应用一些具有益气养阴、醒脾开胃之品进行食疗，慎用温补之品，以防敛邪，造成"药复"或"食复"。[①]新冠肺炎的患者，愈后亦有类似的表现，应引起重视。

二、防复名方

恢复期是指正气渐复，病邪始减，病情趋向好转，疫病恢复期多出现肺脾两虚、气阴两虚等证候，治疗以扶正为主、祛邪为辅。以下收录的防复名方，主要是依据国家卫生健康委办公厅、国家中医药管理局办公室发布的《新型冠状病毒感染的肺炎诊疗方案》和各地中医药诊疗方案中用于恢复期的方药。这些恢复期方药同时也可以用于出院后病人康复，故列于此，供疫病后康复辨证选用。

1.香砂六君子汤

【组成】党参、白术、甘草、茯苓、陈皮、法半夏、木香、砂仁、生姜。

【出处】《太平惠民和剂局方》。

---

① 韩继红，张旭丽，顾妨娅，等.对出院 SARS 康复患者进行调护指导的几点体会[C]// 国家中医药管理局.中医药防治 SARS 学术交流专辑.北京：全国中医药防治 SARS 学术研讨会，2003：147-149.

【方法】水煎服。

【说明】本方功效益气健脾、行气化痰。人参、茯苓、白术、甘草是四君子汤，人参益气健脾，白术健脾燥湿，茯苓淡渗利湿，甘草调和诸药；加陈皮、半夏为六君子汤；再加木香、砂仁即香砂六君子汤。取半夏、陈皮、广木香、砂仁燥湿行气和胃。此方适用于脾胃气虚引起的气短乏力，消瘦倦怠、脘腹胀痛、不思饮食等症状。临床上有用本方治疗小儿反复呼吸道感染、慢性阻塞性肺疾病等。①②

2.参苓白术散

【组成】人参、白术、茯苓、甘草、山药、白扁豆、莲子肉、薏苡仁、砂仁、桔梗。

【出处】《太平惠民和剂局方》。

【方法】上为细末，每服二钱，枣汤调下，小儿量岁数加减服。

【说明】本方功效益气健脾、渗湿止泻。方中人参补益脾胃之气，白术、茯苓健脾渗湿，山药、莲子肉、白扁豆、薏苡仁健脾化湿，砂仁行气和胃，桔梗宣利肺气，大枣、炙甘草补脾和中。此方适用于脾胃气虚引起的饮食

---

① 刘青荣, 柳富英. 小儿反复呼吸道感染50例治疗体会 [J]. 全科护理, 2008, 6(36): 3334.

② 邱建烽. 用香砂六君子汤治疗慢性阻塞性肺疾病的效果研究 [J]. 当代医药论丛, 2017, 15(9):99-100.

不佳、胸脘痞塞、消瘦乏力、面色萎黄、或吐或泻等症状。临床上有用本方治疗哮喘缓解期、慢性阻塞性肺疾病等。①②

3.竹叶石膏汤

【组成】竹叶（二把），石膏（一斤），半夏（洗，半斤），麦门冬（去心，一升），人参（二两），甘草（炙，二两），粳米（半升）。

【出处】《伤寒论》。

【方法】上七味，以水一斗，煮取六升，去滓，内粳米，煮米熟汤成，去米，温服一升，日三服。

【说明】本方在古代属于热病后期的调理方。本方有清热生津、益气和胃的功效。方中石膏清热泻火，麦冬养阴生津，人参健脾益气，半夏和胃降逆，竹叶清热除烦，粳米、甘草和中养胃。此方适用于发热性疾病及羸瘦之人的长期低热、久咳、食欲不振、多汗等。临床上有用本方治疗哮喘、小儿夏季热等。③④

---

① 雷远忠.参苓白术散加味方对哮喘缓解期的疗效观察 [J].世界最新医学信息文摘，2019，19（80）：171.

② 胡涛，金龙伟.培土生金对慢性阻塞性肺疾病稳定期呼吸肌疲劳的疗效 [J].中华中医药学刊，2019，37（6）：1359-1361.

③ 丛晓东，苗青.竹叶石膏汤治验3则 [J].江苏中医药，2013，45(2)：49-50.

④ 钟仁华.竹叶石膏汤在儿科的运用 [J].四川中医，2002，(11)：66.

4.补中益气汤

【组成】黄芪（一钱），甘草（炙，五分），人参（去芦）、升麻、柴胡、陈皮、当归身（酒洗）、白术（各三分）。

【出处】《内外伤辨惑论》。

【方法】上作一服，水二盏，煎至一盏，去滓，早饭后温服。如伤之重者二服而愈，量轻重治之。

【说明】本方补中益气、升阳举陷。方中黄芪补益中气、升阳举陷，人参、白术、炙甘草补脾和中，当归补养营血，陈皮理气和胃，柴胡、升麻升阳举陷。此方适用于脾胃气虚引起的体倦肢软、少气懒言、饮食减少、大便稀薄或有久泻、脱肛、子宫脱垂等症状。临床上有用本方治疗慢性阻塞性肺疾病等。[①]

5.王氏清暑益气汤

【组成】西洋参（一钱），石斛（三钱），麦冬（两钱），黄连（一钱），竹叶（一钱），荷梗（一钱），知母（一钱），甘草（一钱），粳米（三钱），西瓜翠衣（六钱）。

【出处】《温热经纬》。

【方法】将上药浸入清水中，水煎服。

---

① 方华，田良东，黄俊利.补中益气汤治疗慢性阻塞性肺疾病临床疗效分析 [J].中华老年多器官疾病杂志，2017，16（7）：520-524.

【说明】出自王孟英的代表著作《温热经纬》，用于暑热而致气阴两伤证的治疗。主要功效为清暑益气，养阴生津。方中西洋参益气生津、养阴清热，西瓜翠衣清热解暑、生津止渴，荷梗清热解暑，石斛养阴清热，麦冬养阴清心除烦，黄连清热泻火，知母泻火滋阴，竹叶清热除烦，粳米、甘草益胃和中。此方适用于暑热引起的身热汗多、口渴心烦、体倦少力、小便短赤等气津两伤症状。临床上有用本方治疗小儿夏季热、暑热病、慢性疲劳综合征等。①②③

6.SARS康复患者保健汤方

【组成】西洋参（10克），薏苡仁（50克），玉竹（15克），芡实（10克）。

【出处】韩继红，张旭丽.对出院SARS康复患者进行调护指导的几点体会.全国中医药防治SARS学术研讨会，北京.2003.

【方法】煎汤，每周服用2~3次为宜。

【说明】本方具有益气、养阴、健脾等功效。方中西洋参苦、甘、凉，入肺、胃经，补肺降火，养胃生津，

① 叶艾凤.清暑益气汤治疗小儿夏季热20例[J].湖南中医杂志，2000，16（4）：37.
② 马俊.中医辨证治疗暑热病93例[J].广西中医学院学报，1999，16（3）：80.
③ 苏春娟，范亚朋，邢文文，等.李培运用清暑益气汤治疗慢性疲劳综合征经验[J].湖南中医杂志，2015，31（3）：25-26.

虚而有火者相宜。薏苡仁甘淡微寒，入肺、脾、肾经，渗湿、健脾是其两大功能，性和平，渗而不峻，补而不腻，乃清补淡渗之品，唯药力和缓，且质地较重，故用量须倍于他药。玉竹甘、平，入肺、胃经，滋阴润肺，养胃生津。芡实补肾填精，健脾益气，用于调治疫病后气阴两虚证，低热不退，形体消瘦，精神萎靡等症。

三、药膳调养

药膳即药材与食材相配伍而做成的美食。它是中国传统医学知识与烹饪经验相结合的产物，既将药物作为食物，又将食物赋以药用，药借食力，食助药威，二者相辅相成，相得益彰，寓治疗、调养于享受之中，是深受大众喜爱的调养方式。历代中医药古籍中不乏食疗药膳方的记载，具有较强的实用性，现将疫后调养药膳及配方介绍如下。

1.五汁饮

【组成】梨汁，荸荠汁，鲜芦根汁，麦冬汁，藕汁（或用蔗浆）。

【方法】将梨去皮、核，荸荠、芦根洗净去皮，麦冬洗净切碎，藕去皮节洗净。五味分别榨汁，每日适量，和匀凉服。如果不喜欢服凉的，可温后饮用。

【说明】此饮出自吴鞠通的《温病条辨》，是一张治疗温病伤阴的名方，方中梨可清泄肺热，荸荠清热消积，鲜芦根清热生津，麦冬养阴除烦，藕清热凉血。诸物合而用之，可清泄肺热、生津止渴，适合于温病热邪伤津者食用，对于疫病后期余热未清而出现咳嗽黄痰、咽干口渴者，可饮本品3~5日。如有便溏泄泻者，则不适用饮用。

2.双耳饮

【组成】白木耳（30克），黑木耳（15克）。

【方法】将白木耳、黑木耳用开水烫一下，再用清水洗净，放入锅内，用小火炖至熟烂，加入白糖即成。

【说明】白木耳又称银耳，有滋阴补肾、润肺生津、提神补气等功效，对阴虚火旺，不受参、茸等温热滋补的病人是一种良好的补品。黑木耳含铁量极高，是猪肝的5倍，为天然的补血佳品，能养血，可防治缺铁性贫血。无论白木耳还是黑木耳，都有很好的食疗作用，黑木耳与白木耳搭配起来，功效与作用更加显著。现代研究表明，两种木耳中都含有人体所需的多糖类物质，多种氨基酸及植物胶质，具有增强免疫力、抗病毒的作用。

3.雪羹汤

【组成】荸荠（250克），海蜇（150克）。

【方法】荸荠洗净泥土，削去皮，切成薄片，海蜇用清水洗干净，用水浸泡淡，切成丝。将荸荠与海蜇一同放入锅内，置炉上大火烧开5分钟后转小火慢炖，至海蜇融化即成。

【说明】本汤最早载于王晋三的《绛雪园古方选注》："羹，食物之味调和也；雪，喻其淡而无奇，有清凉内沁之妙。"温病大家王孟英对此汤推崇备至，常用其治疗各种热病引起的痰热气滞之症。清代医家汪绂《医林纂要探源·药性》也称本汤能"补心益肺，滋阴化痰，去结核，行邪湿，解渴醒酒，止嗽除烦"。汤中荸荠，又名马蹄，具有清热解毒、凉血生津、化湿祛痰的功效；海蜇有清热化痰、消积润肠的作用，王孟英在其《归砚录》中讲到："海蜇，妙药也。宣气化瘀，消痰行食，而不伤正气。"二者合用，清热化痰，消积通便。对于疫病后期余邪未清，痰热蕴肺，并伴有消化不良，肠胃积滞有很好的改善作用。但由于荸荠、海蜇均属性寒之物，脾胃虚寒，大便溏泄者不适合服用。

4.黄芪蒸鸡

【组成】童子母鸡（1只），黄芪（30克），葱、生姜（少许），盐（适量）。

【方法】鸡宰杀后取出内脏，洗净，沥干水，用适量盐抹于鸡身，放置备用；黄芪洗净泡软，切成薄片，塞入母鸡肚内。将准备好的鸡放入碗中，并加入葱、姜。蒸锅中加入清水，将鸡放在蒸架上，先用大火烧开，后转中火再蒸1个半小时左右，至鸡肉烂熟即成，食肉喝汤。

【说明】本方出自于清代袁枚的《随园食单》，明确指出此品"可疗弱症"。方中黄芪益气补虚，升阳固表，利水消肿。现代药理学研究亦显示，黄芪所含的多糖和皂苷等有效成分，具有增强免疫力、抗疲劳、抗病毒的作用，民间流传着"常喝黄芪汤，防病保健康"的顺口溜；鸡肉有益气养血、补肾益精的作用，选用嫩母鸡不仅肉质细嫩，味道鲜美，营养更容易被人体吸收利用。二者合用，补气而固表，精生而血旺，从而提高机体的抗病能力，尤其适用于在疫病流行时期未病之人或病后康复阶段食用。

需要注意的是，疫后康复患者食用本方不可过早过多。病后患者常常脾胃虚弱，如果食之过多，容易造成运化无力，食滞于中；疫后余邪未清，如果食之过早，则易造成邪恋不祛的弊端。开始可先喝汤，一二日稍后方可吃肉，但也不可一次过多，可逐渐增加食肉量。

5.虫草炖鸭

【组成】公鸭（1只），冬虫夏草（适量）。

【方法】鸭宰杀后去毛及肠杂，洗净，再敲断翅膀和膝骨，入沸水中焯一下，去掉细毛，放入砂锅内，加入冬虫夏草、生姜、黄酒、精盐和少量沸水，用中火炖至鸭肉烂熟，然后加入味精即可。

【说明】早在公元710年，唐中宗时，金城公主嫁到西藏，带去了大批医药人员和书籍，现存最早的藏医学著作《月王药诊》即成书于此时，其中有冬虫夏草的藏语"牙儿札更布"的记载，首次记录了冬虫夏草有"治肺部疾病"的功效。其后，在《藏本草》中也记载了其"补肾润肺"的功能。冬虫夏草是名贵滋补品，素与人参、鹿茸齐名，含有粗蛋白、虫草酸、维生素等，民间常将其与鸡、鸭一起炖煮，不仅有滋补营养作用，还能提高人体免疫功能，抑制病毒感染，很适宜疫后免疫功能长期低下者服食。

6.大青叶煲猪肝

【组成】大青叶（15克）（鲜品30克），猪肝（250克）。

【方法】将大青叶洗净，放入砂锅内，加水适量，煎煮半小时，滤取药汁。再放入猪肝片，煮沸后加入盐、味精调味，佐餐食用。

【说明】相传公元627年，唐太宗李世民刚刚平定天下，中原地区便发生了瘟疫，死人无数。由于没有有效的治疗方法，疫情无法控制，每天都有成千上万的人死去。恰巧"药王"孙思邈到此采药，得知疫情后便主动前往疫区。孙思邈发现所有感染瘟疫的患者都有全身高热、头面肿大、出现红斑等症状，他便从随身携带的药箱中拿出一种叶子，让百姓煮水喝。患者喝完后，症状很快就减轻了。于是，孙思邈就发动百姓上山采药材，还给百姓编了句口诀"叶大色青高三尺，夏月吃来无肿赤"。老百姓就按照这句口诀去采药材，医治病人，很快就控制了瘟疫。大青叶为十字花科植物菘蓝的叶子，又称青叶、蓝菜、蓝叶、大青等，性寒，味苦，归心、胃经。有清热解毒，凉血消斑，解心胃热毒的功效。饮片的常用量9～15克，鲜品可用30～60克。主要用于治疗温邪入营，高热神昏，发斑发疹，流感，热痢，肠炎，痄腮。现代研究表明，大青叶具有明显的抗病毒作用，并可增强巨噬细胞的吞噬能力，配伍滋补阴血的猪肝，清解之中带有补益，更适宜于预防病毒性疾病或愈后防复。

7.补虚正气粥

【组成】黄芪（30克），人参（10克），粳米（90克），冰糖（适量）。

【方法】先将黄芪洗净，煎汁去渣，再入洗净的粳米及人参粉（或片）煎熬至熟，将冰糖放入锅中，加水适量，熬汁，再将糖汁徐徐加入熟粥中，搅拌均匀。早晚空腹食之，5天为一疗程。

【说明】本方是2003年中国中医研究院西苑医院呼吸科在治疗SARS时，为患者推荐使用的食疗方。疫病后不宜乱补，忌用温补，宜用益气养阴，补元气，健脾胃。补虚正气粥功效益元气，补五脏，固表止汗。适用于病后体弱，五脏虚衰而致食欲不振、失眠健忘、体虚自汗、性功能减退等一切气血津液不足症。凡阴虚火旺体质或身体强壮者不宜服。为避免温燥，方中人参可用西洋参。

8.枸杞粥

【组成】枸杞子（20克），粳米（100克）。

【方法】上物加水同煮，粥将熟时加入盐、葱等调料，即可食用。

【说明】枸杞子专于补肝养阴。药理研究表明，其水浸液有提高机体免疫力和促进新陈代谢的作用。南宋著名爱国诗人陆游（1125—1210年），寿延85岁，被后人称为"长寿爱国诗人"，其寿享高龄，可能与爱食枸杞粥有一定关系。陆游对食粥尤为考究，曾著有《食粥》诗："世人个个学长年，不悟长年在目前。我得宛丘平易法，只将食粥致神仙。"认为食粥可以延年益寿。陆游晚年时身体虚弱，常以枸杞为粥、为羹食用，渐渐身体硬朗，写下"雪霁茅堂钟磬清，晨斋枸杞一杯羹"的著名诗句，以赞美枸杞子。枸杞粥适合疫后体虚者服食。

9.竹叶粥

【组成】淡竹叶（15克），生石膏（30克），粳米（100克），砂糖（30克）。

【方法】竹叶洗净备用，先将石膏放入锅中加水煮沸，转小火再煮30分钟，然后加入竹叶同煮20分钟，去渣取汁。粳米淘洗干净，加入竹叶石膏汁中用文火慢慢煮，米烂粥成，加入白糖搅匀，空腹食用，每日1～2次。

【说明】本粥出自宋代的《圣济总录》，有清热生津、解毒消肿的作用，可以治疗热病口渴及诸热毒肿。粥中所用竹叶清热除烦而生津，石膏清热泻火而除烦止渴。竹叶与石膏合用，清透气分余热，除烦止渴。粳米能益脾胃，除烦渴。经研究，粳米有提高人体免疫功能的作用。用粳米煮粥还有"世间第一补"之美称。以竹叶石膏汁入粳米中煮粥，既保持了竹叶石膏清热除烦的作用，又能以粳米之健脾养胃功能防止竹叶石膏之寒凉伤中。砂糖味甘，既能调味，还能助粳米养胃和中。所以本粥适合脾胃虚弱、烦渴、体弱多病之人食用，尤其是对于疫病恢复期余热未清，正气未复之人，多食此粥能达到扶正祛邪的目的。但需要注意的是，本方毕竟偏于寒凉，脾胃虚寒之人不适合服食。

10.薏苡仁绿豆粥

【组成】薏苡仁、绿豆（各50克）。

【方法】将薏苡仁、绿豆淘洗干净，同放入锅内，加水适量，炖煮半小时，可加糖或盐调味。

【说明】薏苡仁又叫米仁，含有氨基酸、多糖类和维生素，能除湿健脾；绿豆有清热解毒的作用。两者合用，既可清湿热解毒又可滋养机体，故可用于传染性疾病的恢复期。

11.黄精茶

【组成】黄精（15克）。

【制作】将黄精煎水，滤去药渣，每天代茶饮服。

【说明】黄精味甘补虚，有很好的调补健身作用。药理研究证实，黄精含有丰富的多糖类物质和微量元素锌，对提高机体免疫力十分有益。常用于温病后期热伤津液，余热未清者。

12.灵芝茶

【组成】灵芝（10克）。

【制作】将灵芝切片，放入砂锅内，加水煎煮，滤去药渣，每天代茶饮服。

【说明】灵芝含有丰富的多糖类物质，有提高机体免疫功能的作用。对疫病初愈，可起到强身健体的作用。

四、呼吸吐纳

疫病康复患者还应做适量运动，但活动量不可过大，以免"劳则气耗"；动作不可过激，激则"劳伤筋骨"，动作宜慢不宜快，快则气喘，消耗肺气；汗出宜微不宜多，多则耗伤卫气。

瘟疫之毒犯肺，伤人正气。康复锻炼应围绕上焦胸、肺开展，拍胸拍背、练习吐纳；展胸伸臂，活动上身；闭气提肛，纳气归肾；中焦运气，意守丹田等式均可采用。[①]有助于排除杂念，调和心身，消除紧张焦虑心绪，降低交感神经的兴奋性，达到"正气存内，邪不可干"的作用。

1.枕上三字诀

吐纳是一种通过调节呼吸的练功方法，古代道家的养生之术。庄子云："吹嘘呼吸，吐故纳新为寿而已矣。"吐故纳新，即吐出浊气，吸入清气。抛弃杂念，集中精神，使"气沉丹田"。"吐气"则很有讲究，或"嘘"或"呵"，能对应人体的内脏器官使之得到调理。枕上三字诀"一曰塑，二曰锁，三曰梳"，谓长宵不寐，行此"塑""锁""梳"三字诀，自入黑甜，且延年却病。

【出处】枕上三字诀是浙派养生学家俞樾（1821—1907年）所创，俞樾字荫甫，号曲园，浙江德清人，清末著名的经学家。《枕上三字诀》成书于清光绪五年（1879年）。俞樾因母、妻病医药无效，相继离世，哀痛异常，常因思念至深，每每入夜，通宵不睡，于是摸索养生之法，

---

① 韩继红，张旭丽，顾妩娅，等.对出院 SARS 康复患者进行调护指导的几点体会[C]// 国家中医药管理局.中医药防治 SARS 学术交流专辑.北京：全国中医药防治 SARS 学术研讨会，2003：147-149.

创"枕上三字诀"。

【方法】其中塑者，为调身之法，主述练静功时的姿势。"使吾身耳口鼻，四体百骸，凝然不动，若泥塑然，斯谓之塑。"其法无论或坐或卧，使身体姿态如"如槁木""似木鸡""如泥塑"之人而达外静的目的，使通体安适，血气调和，然后严自约束，虽一毫发，不许稍动，只有外静，才能调心，可使心表，即"制外养中"。

锁者，即胎息法，为调息之法。锁其口也，"凡人之气，多从口出，气从口出，斯败矣。故必严杜其口若以锁锁之"。"其从鼻出者不待禁绝，而自微乎其微矣"，言下之意就是闭其口，勿使气从口出，从鼻出者亦微乎其微，有绵绵若存之妙矣，也是指鼻息微微，出之绵绵，若有若无，似胎儿在母腹中，舒适的内呼吸。吐纳对气息的锻炼是以意念为主导，"以意领气"，做到呼吸柔和、细缓、均匀、深长。

梳者，为调心之法。主要是以意领气，经过"塑""锁"两个阶段的练习，徐徐纳气于丹田，然后引丹田之气下达涌泉，"自上而下若以梳"。言下之意就是存想此气自上而下，像梳发一样，不通者使其通，不顺者使其顺，慢慢至丹田，再慢慢至足底心涌泉穴，正如庄子所说"众人之息以喉，真人之息以踵"。足底有穴名涌泉，则自然水火相济而心肾相交矣。因此梳者是指真气汇聚，储于丹田，并循任督、十二经脉和络脉运行于脏腑乃至全身，它属于循经意守，内气运行的方法。

【说明】枕上三字诀是吐纳中"调身""调心""调息"的具体方法，要求外静内动，引气下行，息息归根，气贯丹田，以养人体真元之气，元气充足，可以积气生精，精旺神足，体魄强健。"塑""锁""梳"此三字至粗至浅，然而当寒夜漏长，辗转反侧，不能成寐时，行此三字，俄顷之间，即能入黑甜梦乡，自是功德无量。

2.六字诀吐纳法①

【出处】六字诀最早的文字记载见于战国时期的《庄子·刻意篇》，最早的功法记载见于南北朝陶弘景的《养性延命录》，所述最详者则为宋代邹朴庵的《太上玉轴六字气诀》，至明代还出现了六字气诀的歌诀。

【方法】

（1）预备式

自然站立式。子、丑、寅、卯、辰、巳六阳时面向东；午、未、申、酉、戌、亥六阴时面向南。叩齿36次，搅海（舌在口中搅动）9次，鼓漱（鼓腮如漱口状）10余次，用意咽下。

（2）呼吸念字

鼻吸口呼，顺腹式呼吸法。呼气时稍低头撮口念字，以吐出相应脏腑有余之气；同时收腹，提肛，缩肩，脚趾

---

① 邢玉瑞.中医方法全书 [M].西安：陕西科学技术出版社，1997.

轻抓地，身体重心在两足跟。吸气时稍仰头，以鼻轻轻吸进天地清气，以补体内脏腑之气；同时闭口，舌舐上腭，身体重心移至前脚掌。

（3）调息

每练完一字诀，做一次调息，预备式后及六字诀结束则各做三次调息。具体方法：鼻吸鼻呼。

吸气，两臂从侧前方提起至与肩平，翻掌心向上，曲肘向胸前划弧。

呼气，两手顺势下按至腹前，恢复预备式。

（4）六字诀要领及导引动作

①嘘字诀

两足并立，两臂侧平举，掌心向下，足跟抬起，拇趾抓地。两目瞪大，极目远眺。呼气时念"嘘"，内唇微启，舌尖前伸，两侧向中间微卷，呼气尽再吸气。

②呬字诀

两脚平行，膝微屈，上体微前倾，两手上擎，掌心斜向上，距额1～2拳，呼气时默念"呬"，两唇微向后收，上下齿相合，稍留缝隙，舌尖舐缝发音。

③呵字诀

两臂上举，双手腕交叉，吸气；两膝微屈，两手落至小腹，全身放松，呼气默念"呵"，唇半启，舌舐下腭。

④吹字诀

两臂上举，双手腕交叉，屈膝下蹲，两手缓缓下落，双手抱膝，呼气，默念"吹"，口似闭非闭，口角微向后收，舌前挺而有缩意。

⑤呼字诀

两臂上举，掌心相对，吸气；拧腰向左，两手为拳下落，右拳贴于中脘，左拳置于左胁，同时呼气，默念"呼"，撮口，舌放平，用力前伸，拧腰转正。重复上述动作，唯左右姿势相反。

⑥嘻字诀

仰卧（或站式），腹式呼吸，全身放松；呼气，默念"嘻"，两唇微开，稍向里收，舌平伸而有缩意。

【说明】六字诀，又称六字气诀、祛病延年六字诀、六字延寿诀，是一种传统的呼吸锻炼功法，其特点是通过发音吐气，口呼默念嘘（xū）、呬（xī）、呵（hē）、吹（chuī）、呼（hū）、嘻（xǐ）六字音，达到吐故纳新，疏通经络，调和气血，平衡脏腑的目的。该功法经后世医家不断充实补充而逐渐完善，成为一种主要用于医疗保健的功法。

3.黄帝内经吐纳法

【出处】《内经知要》。

【方法】早上三到五点，面向南方，清净神志，不胡思乱想，端正站立，使呼吸从粗到细，到好像闭着气没有呼吸的极微细呼吸，这种极微细的呼吸，韵律很匀，不必做闰以太息的长息，这是调息的工作，主要是在没有胡思乱想的清净神志的基础上进行。在进行过程中，胡思乱想很容易凭空起来，胡思乱想一来，就打断了这一工程，必须把胡思乱想清除才可继续这一工作，所以一遍一遍清除胡思乱想，需要七遍，七遍以后，用引动颈项来帮助咽气，咽气也要依着吸气，顺势咽，不是把呼气的逆势强咽，在顺势咽下之时也要用些力，像咽很硬的东西的姿势，这姿势就是引动颈项做帮助的姿势，并不是在吸气上增加强力。这样七遍。[①]

【说明】黄帝内经吐纳法出自《内经知要》，《内经知要》为明代名医李中梓辑注，是李氏在研读《黄帝内经》的基础上，由博返约，删繁就简，节选重要的条文而成。清代温病医家薛雪称书"至简至要，方便时师不及，用功于鸡声灯影者，亦可以稍有准则于其胸中也"。此法出自《内经知要·道生》，属于《黄帝内经素问》的遗篇。按照操作做七遍之后，吞咽舌下的津液无数，这是用后天的舌下津水来补充先天的肾中真水，主要用于肾有久病，我们引用在此书中，不仅用来治疗肾病，也可以用于疫后肺肾亏虚的康复，保养全身，得到长寿和健康。

---

① 王宇高."内经知要"通俗讲话（一）[J].浙江中医杂志，1957，（1）：41.

五、针灸按摩

1.恢复期的针灸干预

【主穴】内关、足三里、中脘、天枢、气海。

【方法】针刺平补平泻，每穴留针20～30分钟；艾灸，每穴10～15分钟。每天治疗一次。具体操作请参照国家标准"针灸技术操作规范"以及临床经验实施。

（1）肺脾气虚：症见气短，倦怠乏力，纳差呕恶，痞满，大便无力，便溏不爽，舌淡胖，苔白腻。

①胸闷、气短等肺系症状明显者：配膻中、肺俞、中府；

②纳呆、腹泻等脾胃症状明显者：配上脘、阴陵泉。

（2）气阴两虚：症见乏力，口干，口渴，心悸，汗多，纳差，低热或不热，干咳少痰，舌干少津，脉细或虚无力。

①乏力、气短明显者：配膻中、神阙；

②口干、口渴明显者：配太溪、阳池；

③心悸明显者：配心俞、厥阴俞；

④汗多者：配合谷、复溜、足三里；

⑤失眠者：配神门、印堂、安眠、涌泉。

（3）肺脾不足、痰瘀阻络：症见胸闷、气短懒言、疲乏无力、动则汗出、咳嗽有痰、咳痰不利、肌肤甲错、精神倦怠、食欲不振等。

①胸闷、气短懒言、疲乏无力严重者：配肺俞、脾俞、心俞、膈俞、肾俞、中府、膻中；

②咳痰不利者：配丰隆、定喘。

【说明】出自中国针灸学会《新型冠状病毒肺炎针灸干预的指导意见（第二版）》恢复期针灸干预。主要针对疫病后期，病情已缓解，出现肺脾气虚、气阴两虚或肺脾不足痰瘀阴络等症状，可针可灸。内关和足三里是常用的对穴，内关以疏调上焦气机为主；足三里为强壮穴，以斡旋中焦气机为要。内关以清上为主；足三里以安下为要。中脘为胃之募穴，又是八会穴之一腑会，天枢为足阳明胃经腧穴，乃本经脉气所发，为大肠之募穴，有调中和胃、理气健脾之效，天枢以调肠胃气机为要，气海以振奋下焦元阳为主，亦为强壮穴，可补脏气虚惫，真气不足。原文摘录以供针灸临床人员参考。

2. SARS恢复期艾灸方[①]

【取穴】大椎、膏肓俞、足三里。

【方法】艾灸时取坐位，由另一人手持艾条，点燃艾条后，在距皮肤2cm处实施温和灸。每个穴位灸至皮肤微红，约施灸5分钟。每天治疗1次，共治疗7次。

---

① 赵宏，李以松，刘兵，等 . 艾灸治疗 SARS 恢复期 9 例临床观察 [J]. 中国针灸，2003，23（9）：564-565.

【说明】这个方法曾用于治疗非典恢复期属气阴两虚、脾虚夹湿证候的病患，有低热、胸闷、乏力、头身酸痛、胸腹胀痛、纳呆、便秘、干咳、咳痰、咽干、口渴、恶心、心悸等症状。大椎穴（图2）为督脉经穴，也是诸阳经交会之处，艾灸该穴具有疏通经络、解表退热的作用；膏肓俞（图2）为膀胱经穴，位居肺俞附近，具有补益肺气、理肺平喘之效；足三里（图1）为全身强壮要穴，具有健脾益气、强身健体之效。

3.新冠肺炎恢复期艾灸方①

【取穴】大椎、肺俞、膈俞（或中脘与上脘）、足三里、孔最。

【方法】大椎、肺俞、膈俞（或中脘与上脘）用温灸盒灸30分钟，足三里或孔最，清艾条温和灸，每穴15分钟。

【说明】本次疫情期间，中国针灸学会官方发布新冠肺炎恢复期患者的艾灸方法。亦可参考"灸疗固正"的操作方法和说明。膈俞（图2）在背部，当第7胸椎棘突下，旁开1.5寸。上脘（图3）在上腹部，前正中线上，当脐中上5寸。

---

① 韩继红，张旭丽，顾妁娅，等.对出院SARS康复患者进行调护指导的几点体会[C]// 国家中医药管理局.中医药防治SARS学术交流专辑.北京：全国中医药防治SARS学术研讨会，2003：147-149

4.SARS恢复期按摩方[①]

【取穴】足三里、三阴交、阴陵泉、丰隆、脾俞、胃俞等。

【方法】穴位按摩。

【说明】足三里（图1）、丰隆为足阳明胃经穴，其中丰隆位于小腿前外侧，外膝眼与外踝连线中点，外踝上8寸，胫骨前缘旁开2横指（图11）。三阴交、阴陵泉为足太阴脾经穴，三阴交位于内踝上3寸，阴陵泉在小腿内侧，胫骨内侧踝下缘凹陷中（图12）。取足阳明胃经、足太阴脾经穴，配伍脾、胃的背俞穴脾俞和胃俞，脾俞和胃俞在背部，分别为第11、12胸椎棘突下，旁开1.5寸处（图2），重在调整脾胃、在扶正，加速恢复健康。

---

① 韩继红，张旭丽，顾妨娅，等.对出院SARS康复患者进行调护指导的几点体会[C]// 国家中医药管理局.中医药防治SARS学术交流专辑.北京：全国中医药防治SARS学术研讨会，2003：147-149.

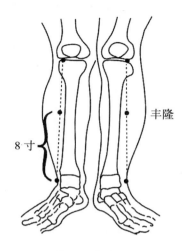

图11 丰隆穴

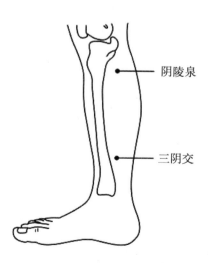

图12 三阴交穴 阴陵泉穴

六、情志治病

疫情发生后，很多群众特别是病人，会出现心理疾病，心病还需心药医，一般心理症状其实是可以自我调整，自行缓解的，但是严重的心理问题，一定要找专业心理医生进行辅导。

临床注重应用中医情志疗法不仅强调了情志病因，而且突出了情志治病的重要作用，是具有中医理论特色的体现，也是浙江省立同德医院精神卫生团队倡导的"情志致病，情志治病"理论的重要体现。常见的情志治病有以情胜情、移情易性、顺意从欲等。自新冠疫情发生以来，浙江省立同德医院组建了冠状病毒肺炎疫情紧急心理危机干预队伍，对确诊及疑似患者、医护人员、居家隔离者等不同人群进行了应用各类中医医疗技术于心理危机干预中，取得了较好的效果。

1.情志相胜法

金代张从正《儒门事亲·九气感疾更相为治衍》指出："悲可以治怒，以怆恻苦楚之言感之；喜可以治悲，以谑浪亵狎之言娱之；恐可以治喜，以恐惧死亡之言怖之；怒可以治思，以辱侮欺罔之言触之；思可以治恐，以虑彼忘此之言夺之。""尝治一妇人，久思而不眠，余假醉而不问，妇果呵怒，是夜困睡。"其理论和实践为现今临床提供了参考。

情志相胜法，即以情胜情疗法，是指在中医五行学说及情志相胜等理论指导下，运用一种情志刺激去制约和消除患者的某种病态情志，从而改善不良心理情绪或某些心身疾病症状的疗法。

具体案例介绍：一位26岁本地男性在接触从武汉归来（实际已经隔离14天）的同事后，担忧害怕自己也感染病毒，便开始失眠，反而着凉有些咳嗽，相关检查如血常规、CT等未见明显异常，配药居家观察治疗。咳嗽未见明显好转，反而出现腹泻，在网上互联网医院就诊浙江省立同德医院精神卫生中心刘主任处，遂根据患者描述，再将事情与其诉说一遍，强调是着凉导致的咳嗽及腹泻，嘱其按时吃药的同时用热水袋暖暖脊背和肚子，并嘱咐其看看搞笑视频，下次来告诉医生。复诊上症减轻，心情好转。在具体案例中应用"喜胜忧，喜治悲"的方法，呈现良好疗效。

2.移情易性法

《千金要方》言："弹琴瑟，调心神，和性情，节嗜欲。"《理瀹骈文》载："七情之病者，看书解闷，听曲消愁，有胜于服药者矣。"就是说将兴趣、心思放在看书、听曲、把玩乐器上，可以和性情、陶情操、寄哀思，将患者心思转移到另外的事物上，从而达到心神安宁的疗法。有助于患者调畅气机，缓解紧张焦虑、抑郁忧愁的心绪。

建议患者及居家隔离者选择适度的家中娱乐及劳务活动。列出平时能使自己心情愉悦的事情，并执行它。比如画画、弹琴，做一顿饭，或是做家务。通过让自己忙起来，转移注意力，并鼓励家人相互帮忙，同时也是一个反复肯定自己的过程。

3.顺意从欲法

《荀子》载："凡人有所一同：饥而欲食，寒而欲暖，劳而欲息，好利而勿害，是人之所生而有也。"《素问·移精变气论》指出："系之病者，数问其情，以从其意。"这也是心理疗法之一。《灵枢·师传》又言："百姓人民，皆欲顺其志也。""顺情从欲"是指顺从或满足患者心理和生活需要，使患者释却心理病因的一种心理治疗方法。

在人类社会中，衣食住行等是必要的生活物质需求，疫情期间，疫情最为严重的武汉连这些必要的生活物质愿望得不到满足，从而导致精神情志的改变，在治疗中仅靠说服开导，移情易性则达不到治疗目的，还需得到社会必要的支持，朱丹溪曾说："传云：饮食男女，人之大欲从焉，所关甚大，饮食之欲，于身尤切。"当患者及隔离者基本的生活欲望逐渐得到满足以及害怕担忧的事物逐渐为自己所明了，不良的心理状态就会得到改善。

在当前优越的社会制度下，"顺情从欲"这条治则，社会已为我们创造了可行性条件。集体的关怀、社会的救济等，都是顺情从欲的治疗措施。

帮助患者及居家隔离者得到和维持正常健康的基本生活需求，有助于其克服焦虑、恐惧的心理。帮助其制定合理饮食和作息计划，嘱其三餐规律，多喝水，多吃新鲜水果蔬菜，鸡鱼肉蛋等肉类食品要充分煮熟，保持营养均衡。《黄帝内经》载"美其食，任其服"，"顺四时而适寒暑，和喜怒而安居处"就是其具体的体现。

4.五行音乐疗法

"音乐者，所以动荡血脉，流通精神而和正心也"，五行音乐疗法是应用中医五行理论，分别对应"肝心脾肺肾"五脏及"角徵宫商羽"五音，根据中医辨证论治来治疗疾病的方法。浮躁在五行中属"火"，在情绪浮躁时，则应用水来克制，听些羽调式音乐，如《梁祝》《二泉映月》《汉宫秋月》等。压抑在五行中属"土"，当遇到挫折，极度痛苦压抑时，应听角调式音乐，如《春之声圆舞曲》《蓝色多瑙河》《江南丝竹乐》。悲哀在五行中属"金"，悲痛时，应听商调式乐曲，如《第三交响曲》《嘎达梅林》《悲怆》等。愤怒在五行中属"木"，愤怒生气时，应多听角调式乐曲，舒肝理气，如《春风得意》《江南好》等。

5.穴位刺激调控法

穴位刺激调控法广泛应用于创伤后应激障碍、惊恐障碍、焦虑症及慢性疾病伴发情绪障碍的特色辅助治疗方法，具有可靠的临床疗效，能够改善不良情绪，减轻相关症状。[1][2][3]

操作者采用50Hz的穴位刺激仪，将导电黏胶贴片贴于患者双侧内关穴或劳宫穴（握拳屈指时，中指点于掌心的位置），刺激强度的设定以患者能耐受的强度为宜。视情况可诱发一些与疫情相关的不愉快的场景。每日1次，每次30分钟。

6.语言诱导法

《素问·移精变气论》说："闭户塞牖，系之病者，数问其情，以从其意，得神者昌，失神者亡。"

这就是说，要关好门窗，首先取得病人的信任，对病人以同情的态度，向病人详细询问病情，利用劝说开导，使病人如实地吐出真情，将痛苦诉说出来，也是一种"心理疏导"方法，有利于病情的治疗，如若能调治其神，使

① Feng B, Zhang Y Luo L Y et al. Transcutaneous electrical acupoint stimulation for post-traumatic stress disorder: Assessor-blinded, randomized controlled study[J]. Psychiatry and clinical neurosciences, 2019, 73（4）: 179-186.

② 刘兰英, 骆利元, 朱春青, 等. 穴位刺激调控法联合艾司西酞普兰治疗惊恐障碍39例 [J]. 医药导报, 2019, 38（9）: 1187-1191.

③ 王利敏, 傅文宁, 刘兰英, 等. 穴位刺激调控法联合认知疗法干预慢性肾衰竭患者情绪障碍的临床研究 [J]. 中国中西医结合肾病杂志, 2018, 19（05）: 412-414.

患者面色光华，脉息和平，神气旺盛，则预后良好，否则，患者面色无华，脉不应时，神气丧失，对治愈疾病缺乏信心，则预后不良。

7.放松冥想法

选择一个安静不受打扰的空间，避开直接吹到空调风的位置，坐下来，把身体调整到感觉最舒服的状态，怎么舒服怎么坐，挺直腰杆，闭上眼睛，下巴微收（注意是微收，不要低头），双手轻轻放在膝盖上。

从头开始把眼球放松、头脑放松、脸部肌肉放松，做轻松的微笑状。然后提肩做三次深呼吸，再保持平常呼吸，并把小腹放松，在心中一路向下扫描全身，直到脚趾。第一次的时候快一些，花10秒钟从头走到脚趾；下一次，时间久一些，超过20秒；最后一次，多注意细节，花30～40秒。在扫描全身的过程中，感受一下身体的哪些部分放松、舒服、自如，而哪些部分有些痛苦、不适、拘束。试着不要评判，不要分析，只要建立起身体感觉的图像就行。这个方法做5～10分钟。放松的效果，可以使你感到是一种很大的享受，不只头脑宁静，而且身体也得到了充分的休息。

附1：八段锦[①]

扫描二维码可观看视频

预备势

自然站立，两足平开，与肩同宽，目视前方，双腿微曲，掌抱腹前，呼吸自然，心情宁静，意守丹田。

作用：宁静心神，调整呼吸，内安五脏，端正身形，从精神和肢体上做好练功前的准备。

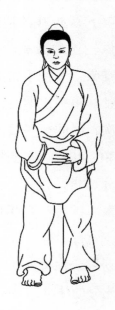

---

① 国家体育总局健身气功管理中心.健身气功：八段锦 [M].北京：人民体育出版社，2003.

第一节　双手托天理三焦

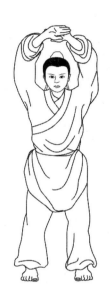

十指交叉，上托，（吸气）徐徐向上托起至胸前，翻掌向上，双腿直立，重心在掌根，下落，双手自然向下，放松，与肩相齐时，双腿自然微曲。

作用：两手交叉上托，提拉胸肌，调理三焦，可以使全身上下的气机流畅，可防治肩部疾患、预防颈椎病。

第二节　左右开弓似射雕

身体重心右移，左脚向左迈出一大步，身体下蹲成骑马步，与此同时，搭腕（左手在外），开弓，左手开弓，右手拉弓，与胸齐平，并步。

作用：展肩扩胸，抒发胸气，提升肺活量，同时消除肩背部的酸痛不适。

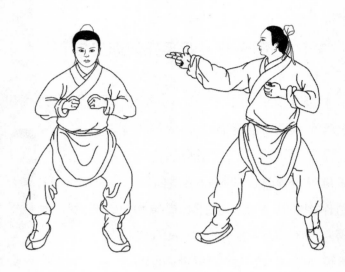

第三节　调理脾胃需单举

左手缓缓上举，右手下按，指尖向外，下落。右手缓

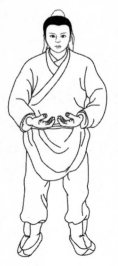

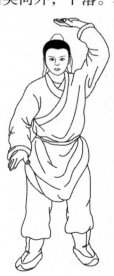

缓上举，左手下按，指尖向外。

作用：牵拉腹腔，能够调理脾胃与肝胆和脏腑经络，增强脊柱的灵活性和稳定性，防治颈肩疾病。

第四节　五劳七伤往后瞧

起身，双手向后打开，后瞧，左转头部，目视左手指尖稍作停顿，转正。起身，再缓缓转向右侧，目视右手指尖稍停顿，转正。

作用：转头扭臂，调理颈椎与肩周，活动眼肌，预防眼肌疲劳，改善颈部与脑部血液循环，有助于解除中枢神经系统疲劳。

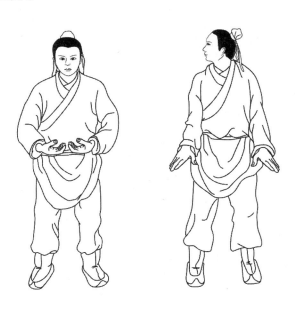

第五节　摇头摆尾去心火

左脚向左迈出一大步，双手上托，下落按在膝盖上，右倾，身体向右倾斜，左旋，摇头摆尾。左倾，身体向左倾斜，右旋，摇头摆尾。上举。

作用：摇头摆尾过程中，既可刺激大椎穴，使心火下降，也使颈、腰、髋等部位的灵活性更强，同时锻炼了这些部位的肌力。

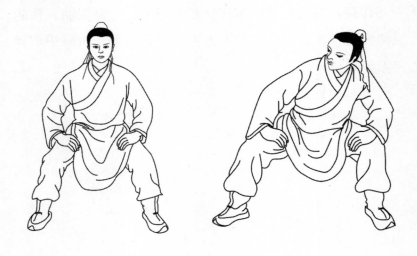

第六节　上手攀足固肾腰

　　双手上举过头顶，下落，双腿绷直，反穿，双手放于后腰肾俞穴抚熨，沿足太阳膀胱经至脚尖，稍作停顿，将身体缓缓直起，上举，两臂伸直，掌心向前，再自身体两侧缓缓下落于体侧。

　　作用：这一式前屈后伸，双手按摩腰背部，使人体的督脉和足太阳膀胱经得到牵拉，同时前屈后伸有助于提升身体的肾气。

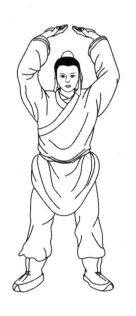
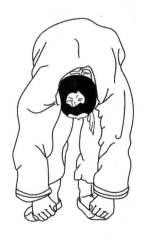

第七节　攒拳怒目增力气

　　握拳（拇指向里），腿下蹲成骑马式，目视前方，出拳，抓握（手指展开，拇指向下，向外划弧，抓握），回收。

　　作用：中医认为"肝主筋，开窍于目"，本式中的"怒目瞪眼"可刺激肝经，使肝血充盈，强健筋骨。两腿下蹲十趾抓地、双手握拳等抓握动作，可刺激手、足三阴三阳十二经脉的腧穴和督脉等，同时，使全身肌肉、筋脉等受到牵拉刺激，长期锻炼可使全身肌肉结实，增加气力。

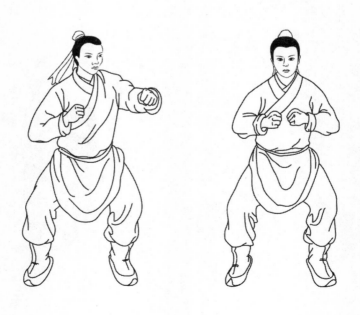

第八节　背后七颠百病消

　　两足并拢，双手下垂，脚跟向上提起，稍作停顿，用力下颠。

　　作用：提升肾气，强健筋骨。

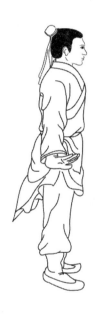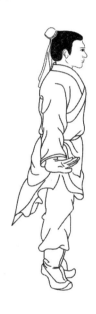

收势

双手合于腹前，周身放松，呼吸均匀，气沉丹田。

作用：气息归元，放松肢体肌肉、愉悦心情，进一步巩固锻炼效果，逐渐恢复到练功前安静时的状态。

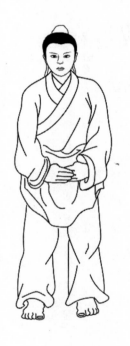

附2：古本易筋经十二势导引法^①

扫描二维码可观看视频

预备势

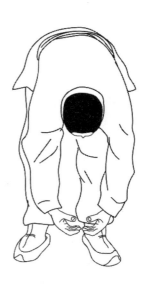

屈膝下蹲，两手抱膝，低头成团状，重心向前、向右、向后、向左移动，重心还原，两手扶膝，膝盖挺直，两手十指交叉，翻掌心向下，起身，上托。重心上移，抱后脑，两臂打开，抬头，挺胸、挺腹，两手上举，左右打开，水平位握拳，慢慢放松。

作用：这个动作可以疏导任脉和督脉，放松全身筋骨，动作重复3次。

---

① 严蔚冰传承；严石卿执笔.古本易筋经十二势导引法：第3版 [M].北京：中国科学技术出版社，2017.

韦驮献杵第一势

两脚开列，与肩同宽，两手捧起，在胸前合掌，向前推出，左右打开，握拳，放下，放松。

作用：这一势可以疏导手太阴经筋，导引肺经，动作需重复7次。

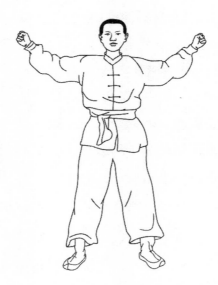

韦驮献杵第二势

右脚向右一大步，屈膝下蹲，成大马步，两手在体前捧起，胸前翻掌上托，左右打开，水平位握拳，起身，放松。

作用：这一势可以疏导手少阳经筋，导引三焦经，消除疲劳，动作需重复7次。

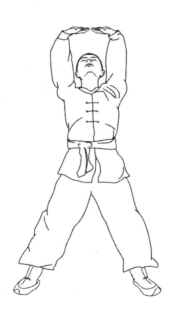

摘星换斗势

承上势，大马步，两手在体前捧起，右手在上，左手在下，两手同时旋腕摘星，两手交替，左手在上，右手在下，两手同时旋腕摘星。

作用：这一势疏导手少阴经筋，导引心经，消除心、腹疾病，左势右势合为一次，动作需重复7次。

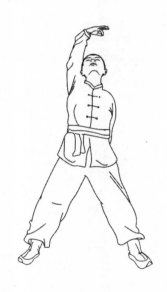

出爪亮翅势

　　两脚并拢，放松，两手握拳提起，收于肋下。出爪，重心上移，左右打开亮翅，收于肋下。放松，重心下移，提起，出爪，亮翅，收于肋下。

　　作用：这一势可以疏导手阳明经筋，导引大肠经，对头面、颈项、肩背有很好的调理作用，动作需重复7次。

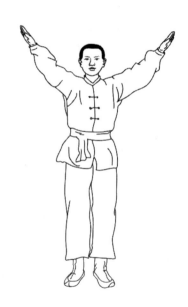

倒拽九牛尾势

　　右脚向右一大步，屈膝下蹲，成大马步，两手在体前抱球，右转拉开，成右倒拽九牛尾势，还原放松。左转拉开，成左倒拽九牛尾势，还原放松。

　　作用：可以疏导足阳明经筋，导引胃经，提高胃功能，预防胃肠疾病，左势右势合为一次，动作需重复7次。

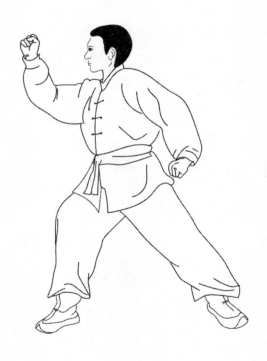

九鬼拔马刀势

　　两脚并拢，放松，两手横平举，掌心向上，左手大拇指抵后心，右手夹抱颈项，左转，还原。两手交替，右手大拇指抵后心，左手夹抱颈项，右转，还原。

　　作用：可以疏导足太阳经筋，导引膀胱经，缓解下肢不畅、胸椎颈椎痛等，左势右势合为一次，动作需重复7次。

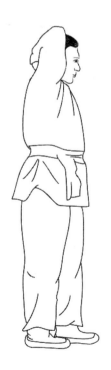

三盘落地势

右脚向右一大步，屈膝下蹲，成大马步，两手握拳提起，收于肋下，变掌下插，前推，内收，转掌下压，握拳，提起，放松。

作用：可以疏导手厥阴经筋，导引心包经，缓解胸闷、胀痛，保护胸腹部，动作要重复7次。

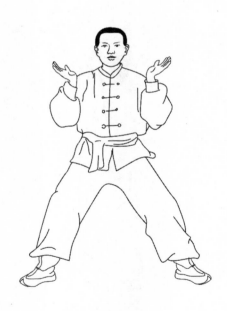

青龙探爪势

两脚并拢，放松，两手握拳提起，收于肋下，右手成爪状，向左上方探出，垂直下落，翻腕旋体180°，握拳提起。左爪探出，垂直下落，翻腕旋体180°，握拳提起。

作用：可以疏导足少阳经筋，导引胆经，有利全身气血运行，缓解腰腿、肩背、颈项拘紧，左势右势合为一次，动作需重复7次。

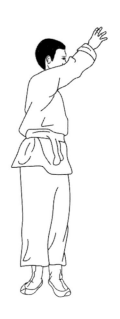

卧虎扑食势

　　松劲站立，放松，右脚向后一大步，两手成爪状，十指拄地，抬头张口怒目，右脚收回，两手放松，向上导引，至头顶握拳，慢慢向下导引，过肩后放松，恢复。左脚向后一大步，两手成爪状，十指拄地，抬头张口怒目，左脚收回，两手放松，向上导引，至头顶握拳，慢慢向下导引，过肩后放松。

　　作用：可以疏导足厥阴经筋，导引肝经，吐故纳新，有疏肝解郁的功效，左势右势合为一次，动作需重复7次。

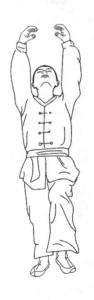

打躬势

两脚并拢，自上而下放松，两手在体前十指交叉，翻掌，掌心向上，上举，两手抱后脑，两臂拉开，向下打躬时以内关夹抱听宫，起身，打躬，夹紧，起身，松开。两手十指交叉上托，左右打开，水平位握拳，放松。

作用：可以疏导足少阴经筋，导引肾经，有固肾壮腰的功效，动作要重复7次。

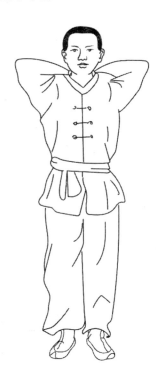

工尾势

两脚开列，略宽于肩，两手在体前十指交叉，翻掌，掌心向上，上托，下腰，十指拄地，脚跟提起顿地，以手推地起身，上托，左右打开，水平位握拳，放松。

作用：可以疏导手太阳经筋，导引小肠经，对耳鸣、耳痛、颈椎病、肩关节痛等都有调理功效，需要顿地21次。

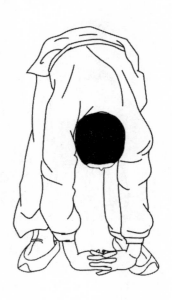

收势

　　两脚开列，与肩同宽，两手在体前捧起，在胸前分掌，右手上托，左手下压，两手交替。两手在体前合掌，调整呼吸，搓掌，击掌七次，完成。

　　作用：可以疏导足太阴经筋，导引脾经，有醒脾养胃的功效，预防脾胃相关疾病，左势右势合为一次，动作要重复7次。

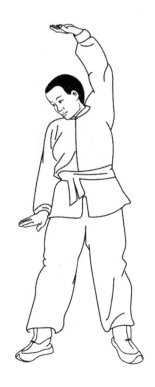